Vikas Kaushal

Imunização e estado nutricional de crianças de bairros degradados urbanos

Vikas Kaushal

Imunização e estado nutricional de crianças de bairros degradados urbanos

ScienciaScripts

Imprint

Cover image: www.ingimage.com

This book is a translation from the original published under ISBN 978-620-2-30957-8.

Publisher:
Sciencia Scripts
is a trademark of
Dodo Books Indian Ocean Ltd. and OmniScriptum S.R.L publishing group

120 High Road, East Finchley, London, N2 9ED, United Kingdom
Str. Armeneasca 28/1, office 1, Chisinau MD-2012, Republic of Moldova, Europe
Printed at: see last page
ISBN: 978-620-8-32271-7

ÍNDICE DE CONTEÚDOS

CAPÍTULO 1

Introdução

O principal objetivo da imunização das crianças é diminuir a mortalidade e a morbilidade das doenças graves. A prevenção da mortalidade infantil através da imunização é uma das intervenções de saúde pública com melhor relação custo-eficácia em contextos de escassez de recursos.[1] É de salientar que a imunização protege os indivíduos não só da doença em si, mas também dos efeitos a longo prazo dessa doença no seu desenvolvimento físico, emocional e cognitivo.[2] O objetivo do Programa Alargado de Imunização (PAI) é administrar a imunização primária a pelo menos 90% dos bebés. A redução da mortalidade infantil em dois terços entre 1990 e 2015 é o quarto dos oito Objectivos de Desenvolvimento do Milénio aprovados em 2000. No entanto, ainda nos países em desenvolvimento e subdesenvolvidos do mundo, níveis inadequados de imunização contra doenças infantis continuam a ser um problema significativo de saúde pública.

A imunização é a componente mais importante do sistema de cuidados de saúde primários e é muito responsável pela segurança sanitária de qualquer nação, uma vez que actua contra as principais doenças responsáveis pela mortalidade e morbilidade infantis. As agências internacionais, como a Organização Mundial de Saúde, a UNICEF e agora a GAVI, estão a dar todo o apoio às actividades de imunização em todos os países, mas o sucesso do programa de imunização depende muito provavelmente do apoio local, da liderança e das políticas nacionais de saúde. Isto é particularmente verdade para um país como a Índia, onde todos os anos mais de 15 milhões de novos nascimentos são acrescentados à sua população.[2]

A imunização constitui o principal objetivo dos programas de sobrevivência infantil em todo o mundo. Todos os anos, em todo o mundo, morrem cerca de 3 milhões de crianças devido a doenças que podem ser prevenidas por vacinas e a maior parte da mortalidade ocorre nos países do terceiro mundo.[3] Na Índia, o Programa de Imunização Universal foi iniciado em 1985 com o objetivo de alcançar, até 1990, uma cobertura de pelo menos 85% da imunização primária de bebés com 3 doses de DPT e OPV, uma dose de BCG e uma dose de sarampo. [4]Além disso, estas doenças são transmissíveis, pelo que as vacinas reduzem o risco de doença não só para as crianças vacinadas, mas também para as pessoas que as rodeiam, reduzindo a taxa de transmissão das doenças.

Só em 2003, estima-se que a imunização tenha evitado mais de 2 milhões de mortes. Em 2010, estima-se que 109 milhões de crianças com menos de um ano de idade foram vacinadas com três doses da vacina contra a difteria-tétano-pertussis (DTP3) e os benefícios da imunização estão a ser cada vez mais alargados aos adolescentes e adultos, proporcionando proteção contra doenças potencialmente fatais como a gripe, a meningite e os cancros que ocorrem na idade adulta. Nos países em desenvolvimento, há mais vacinas disponíveis e mais vidas estão a ser salvas. Há ainda milhões de pessoas que não beneficiam da proteção proporcionada pela vacinação. Todos os dias correm o risco de contrair doenças potencialmente mortais. Estima-se que 27 milhões de bebés e 40 milhões de mulheres grávidas não foram vacinados em 2003.[(5)]

Quando o Programa Alargado de Imunização (PAI) foi lançado em 1974, menos de cinco por cento das crianças do mundo estavam vacinadas durante o primeiro ano de vida contra seis doenças mortais: poliomielite, difteria, tuberculose, tosse convulsa, sarampo e tétano. Atualmente, 83% das crianças do mundo com menos de um ano de idade receberam estas vacinas que salvam vidas. Um número crescente de países, incluindo os países de baixos rendimentos, está a acrescentar vacinas novas e subutilizadas, como a vacina contra a hepatite B, a vacina contra o Haemophilus Influenza tipo B (HIB) e a vacina contra a febre amarela aos seus calendários de imunização infantil de rotina. No entanto, um quinto das crianças do mundo, cerca de 22,4 milhões de bebés, não está vacinado contra estas doenças mortais. Mais de 70 por cento destas crianças vivem em dez países. Estima-se que 1,5 milhões de crianças tenham morrido em 2011 devido a doenças que podem ser prevenidas por vacinas. Os prazos para a eliminação do tétano materno e neonatal e a certificação da erradicação global da poliomielite até 2010 não foram cumpridos (OMS/UNICEF, 2011). O programa de imunização nem sequer é escolhido em comparação com o esforço que lhe é aplicado por vários sectores. No entanto, apesar do extraordinário progresso na imunização de mais crianças ao longo da última década, em 2007, 24 milhões de crianças, quase 20% das crianças nascidas todos os anos, não receberam as imunizações de rotina completas previstas para o seu primeiro ano de vida (OMS, 2009). Um dos objectivos da GIVS era que todos os países atingissem 90% de cobertura nacional de DTP3 até 2010

De acordo com os dados do Inquérito Nacional de Saúde Familiar (NFHS) III, apenas 44% dos bebés na Índia estão totalmente imunizados, o que é muito inferior ao objetivo desejado de 85% e é ligeiramente superior à cobertura de acordo com o NFHS II (42%).(6) Nos últimos 15 anos, registou-se também um declínio geral do número de casos notificados das seis principais doenças evitáveis por vacinação. Apesar do seu sucesso indiscutível no passado e do seu futuro promissor, a imunização continua a ser uma agenda inacabada. A cobertura da imunização primária em Andhra Pradesh é de 67,1% (NFHS 3).(7) De acordo com o Inquérito aos Agregados Familiares a Nível Distrital (DLHS) III, a cobertura da imunização primária nos distritos urbanos de Andhra Pradesh era de 73,2% e nos distritos rurais era de 65%, enquanto o inquérito DLHS II indicava uma cobertura de 67,85% nos distritos urbanos e de 59,9% nos distritos rurais.

A urbanização é um fenómeno em constante crescimento, com o aumento da população a viver em cidades de todo o mundo, mas a incapacidade de responder a esta situação é maior nos países em desenvolvimento.(9) Considera-se que os bairros de lata representam o pior da pobreza e da desigualdade urbanas. Os bairros de lata têm as maiores concentrações de pessoas pobres e as piores condições de abrigo e ambientais. A população urbana está a aumentar a um ritmo acelerado na Índia. A taxa média de crescimento urbano é de 3%, ao passo que a taxa de crescimento dos bairros degradados urbanos é o dobro, ou seja, 5-6%. Prevê-se que a população urbana aumente para cerca de 357 milhões em 2011 e 432 milhões em 2021. Afirma-se frequentemente que os bairros de lata são manifestações visuais da pobreza e que os habitantes dos bairros de lata estão inequivocamente em pior situação do que os não habitantes. No entanto, muitos estudos sobre a pobreza urbana mostram que uma grande percentagem dos pobres nas cidades vive fora dos bairros de lata, pelo que as intervenções no domínio da saúde e outras que visam apenas os bairros de lata não abrangem um grande número de pessoas em situação de pobreza urbana.

Os bairros de lata urbanos carecem de infra-estruturas de saúde básicas e de serviços de proximidade, pelo que os problemas de saúde e as mortes prematuras são a regra e não a exceção, e as pessoas mais gravemente afectadas são as mulheres e as crianças, que, no seu conjunto, constituem a maioria da população. Foram manifestadas sérias preocupações quanto ao aumento das disparidades do estado de saúde da população entre cidades e entre diferentes grupos da população numa mesma cidade. Existem disparidades acentuadas nas condições de saúde entre a população urbana pobre e a população em melhor situação nas zonas urbanas. As duras condições de vida nos bairros de lata - caracterizadas por uma densidade populacional extrema, más condições de saneamento e falta de acesso a serviços básicos de saúde - favorecem uma série de problemas de saúde. De acordo com a UN-HABITAT (2008/9), "os habitantes dos bairros degradados morrem mais cedo, passam mais fome, têm menos educação, têm menos oportunidades de emprego no sector formal e sofrem mais de problemas de saúde do que o resto dos habitantes das cidades". [10] Este ambiente é muito propício ao desenvolvimento e à propagação de doenças infecciosas, nomeadamente entre as populações imunodeprimidas, como as crianças.

A morbilidade nas crianças em idade pré-escolar que residem nos bairros de lata urbanos é maior do que nas crianças do mesmo grupo etário de estratos socioeconómicos mais elevados. A pesquisa bibliográfica na Internet e na biblioteca revelou dados limitados sobre o perfil de morbilidade global das crianças com menos de cinco anos. Na Índia, as morbilidades mais comuns nas crianças são a febre, as infecções respiratórias agudas, a diarreia e a malnutrição. Infelizmente, a malnutrição raramente é vista como um acontecimento mórbido pelas famílias, pelas comunidades e pelo sistema de saúde.[6,11] É necessária informação baseada na comunidade sobre os padrões de morbilidade entre as crianças com menos de cinco anos, que pode ser utilizada para avaliar o impacto global da melhoria do estado nutricional e da imunização como resultado de vários programas de melhoria nutricional e de controlo de doenças em curso, bem como para planear a atribuição de recursos a nível nacional.[12] A maioria da população das zonas rurais depende principalmente das agências governamentais para os cuidados de saúde, incluindo a vacinação. Enquanto nas zonas urbanas, apesar da existência de várias agências que prestam cuidados de saúde, a cobertura de imunização era de 43%, mesmo as tendências da cobertura de vacinas entre o NFHS 2 e o NFHS 3 nas zonas urbanas (60,5% para 57,6%) e rurais (36,6% para 38,6%) mostram que há uma melhoria na cobertura total de imunização nas zonas rurais do que nas zonas urbanas.

Por conseguinte, é necessário identificar barreiras específicas para aumentar a cobertura da vacinação em ambientes de bairros degradados urbanos, a fim de conceber e melhorar intervenções de saúde viáveis que tornem o acesso universal uma possibilidade realista. Os desafios à adesão dividem-se em duas categorias principais: barreiras ao acesso dos habitantes dos bairros degradados aos serviços de saúde e falta de aceitabilidade dos serviços de vacinação devido à ausência de esforços adequados de educação para a saúde. Os estudos centrados nos bairros de lata são essenciais para alcançar a cobertura vacinal desejada nos bairros de lata (caraterísticas étnicas e sociológicas únicas) e são necessários esforços adicionais para a organização da IEC e a mobilização dos pais.

A subnutrição infantil é o fator que mais contribui para a mortalidade das crianças com menos de cinco anos, devido a uma maior suscetibilidade às infecções e a uma recuperação lenta das doenças. A Índia não é de modo algum o país mais pobre do mundo; não tem a esperança de vida ou a alfabetização mais baixas, nem a taxa mais elevada de VIH/SIDA. A Índia não está em guerra, o investimento direto estrangeiro é considerável e existe uma grande reserva de cereais alimentares. Mas isto está longe de ser a história completa. A prevalência de crianças com peso inferior ao normal na Índia é das mais elevadas do mundo e é quase o dobro da registada na África Subsariana. Os resultados do 3° Inquérito Nacional de Saúde Familiar revelaram que 45% das crianças com menos de 3 anos de idade estavam subnutridas.[(13)] Se esta situação se mantiver, a Índia estará a criar uma geração debilitada e incapaz de contribuir eficazmente para a produtividade do país. O programa dos Serviços Integrados de Desenvolvimento Infantil (ICDS) é o maior programa de desenvolvimento infantil precoce do mundo. Foi iniciado na Índia em 1975 com o objetivo de melhorar o estado nutricional das crianças em idade pré-escolar, para além de outros serviços. O programa prevê uma abordagem integrada para a prestação de serviços básicos através de trabalhadores comunitários em Anganwadis, em toda a Índia. Existe pouco consenso sobre o sucesso do programa ICDS na resolução dos problemas de saúde e nutrição na primeira infância, apesar de ser uma das intervenções de saúde e nutrição mais estudadas.[14] O presente estudo foi realizado nas favelas urbanas da cidade de Karimnagar para estudar a situação da cobertura de imunização e o estado nutricional das crianças de 1 a 5 anos.

CAPÍTULO 2

Metas e objectivos

Determinar a situação da cobertura de imunização primária de crianças com 1 ano de idade

5 anos nos bairros de lata urbanos da cidade de Karimnagar.

Avaliar o estado nutricional das crianças dessa mesma zona.

Estudar o estado de morbilidade das crianças no último mês.

CAPÍTULO 3

Revisão da literatura

A vacinação, enquanto tentativa deliberada de proteção dos seres humanos contra as doenças, tem uma longa história. Durante os últimos 200 anos, desde o tempo de Edward Jenner, a vacinação controlou nove doenças importantes, pelo menos em algumas partes do mundo: varíola, difteria, tétano, febre amarela, tosse convulsa, poliomielite, sarampo, papeira e rubéola. No caso da varíola, o sonho da erradicação foi cumprido, uma vez que esta doença desapareceu do mundo. No entanto, só no século XX é que a prática se transformou em vacinação de rotina de grandes populações. A imunização é uma das intervenções de saúde mais bem sucedidas e económicas de sempre. A vacinação erradicou a varíola, reduziu a incidência global da poliomielite em 99% e conseguiu reduções drásticas da doença, da incapacidade e da morte por difteria, tétano, tosse convulsa e sarampo. O impacto da vacinação na saúde da população mundial é difícil de exagerar. Com exceção da água potável, nenhuma outra modalidade, nem mesmo os antibióticos, teve um efeito tão importante na redução da mortalidade e no crescimento da população.

De acordo com a Organização Mundial de Saúde (2009), uma criança é considerada totalmente imunizada se tiver recebido uma vacina BCG contra a tuberculose; três doses da vacina DPT para prevenir a difteria, a tosse convulsa e o tétano; pelo menos três doses da vacina contra a poliomielite; e uma dose da vacina contra o sarampo. Estas vacinas devem ser tomadas durante o primeiro ano de vida.

Outline of development of human vaccines [15]			
Live attenuated	**Killed whole organism**	**Protein or polysaccharide vaccine**	**Genetically engineered vaccine**
18th century			
Smallpox (1798)			
19th century			
Rabies (1885)	Typhoid (1896)		
	Cholera (1896)		
	Plague (1897)		
20th century, first half			
Tuberculosis (bacilli Calmette - Guerin) (1927)	Pertussis(1926)	Diphtheria toxoid (1923)	
Yellow fever (1935)	Influenza (1936)	Tetanus toxoid (1926)	
	Typhus (1938)		
20th century, second half			
Polio (oral) 1963	Polio (injected) 1955	Pneumococcus Polysaccharide (1977)	Hepatitis B surface antigen recombinant (1986)

Measles (1963)	Rabies (cell culture) (1980)	Meningococcus polysaccharide (1974)	Lyme OspA(1998)
Mumps (1967)	Japanese encephalitis (mouse brain) (1992)	Haemophilus influenza type b polysaccharide (1985)	Cholera(recombinant toxin B) (1993)
Rubella (1969)	Tick borne encephalitis (1981)	Meningococcal conjugate group c (1999)	
Adenovirus (1980)	Hepatitis A (1996)	Haemophilus influenza type b conjugate (1987)	
Typhoid (salmonella y21a) (1989)	Cholera (WCrBS) (1991)	Hepatitis B (plasma derived) (1981)	
Varicella (1995)		Typhoid (Vi) polysaccharide (1994)	
Rotavirus reassortants (1999)		Acellular pertussis(1996)	
Cholera (attenuated) (1994)		Anthrax secreted proteins (1970)	

21st century			
Cold adapted influenza (2003)	Japanese encephalitis (2009) (vero cell)	Pneumococcal conjugates (heptavalent)(2000)	Human papilloma virus recombinant (Quadrivalent) (2006)
Rotavirus(attenuated and new reassortants) (2006)	Cholera (WC only) (2009)	Pneumococcal conjugates (13-valent) (2010)	Human papilloma virus recombinant (bivalent) (2009)
Zoster (2006)		Meningococcal conjugates (quadrivalent) (2005)	

Marcos na história da imunização[16]

1798	Small pox vaccinated by Edward Jenner on Master James Phipp
1885	Louis Pasteur introduced the term 'Vaccination'
1892	Development of Rabies vaccine
1893	Epidemic disease act promulgated in India
1896	Typhoid vaccine developed in India by Sir Almond wrist
1897	Studies on immunization by Paul Erlich

1908-1924	1908: 1924: BCG developed by Calmette-Guerine at Pasteur Institute, Paris using live attenuated strains of bovine Tubercle bacteria
1925 1925	Diphtheria and Tetanus toxoid developed by Geston Ramon First large scale immunization against Diphtheria and Tetanus First large scale immunization against Diphtheria and Tetanus in Hamilton city , U.S.A.
1937	Yellow fever vaccine developed
1938	Measles vaccine cultivated in vitro
1943	Influenza vaccine developed
1948-1949	Production of BCG in India on large
1949	Mass BCG vaccine campaign launched in India. Polio virus isolated from faeces by Dalldory et al
1954	Inactivated Polio vaccine (Salk) developed by Jonah Salk
1955	Diphtheria prophylaxis introduced in Mumbai
1956	Live attenuated Polio vaccine (Salk)
1960	Measles vaccine developed
1961	First large scale Polio vaccine study in India conducted by Gavpura et al in Andhra Pradesh
1962	National TB program introduced in India
1962	Tetanus Immunoglobulin developed
1966	Rubella vaccine developed

1974	Declaration of National health policy
1975	17th May last indigenous Small pox case in India.
1978	EPI was launched in India
1979	On 23rd April India was declared free from Small pox by WHO
1980 .	On 8th May WHO declared that global eradication of Smallpox had been achieved .India discontinued Smallpox vaccination
1981	BIRD (Bidar Integrated Rural Development) launched in Karnataka with the assistance of UNICEF
1982	Introduction of Quadriple vaccine
1983	Introduction of aerosol Measles vaccine by Sabin
1984	Madras momentum to make Madras Polio free
1985-1986	UIP launched on 19th November 1985 in India .In Karnataka Hassan and Kolar districts were selected among 30 districts in India for implementation of UIP. Measles vaccine included in EPI
1897	World health Theme-"Immunization , a chance for every child"
1988	May 1988: adopted resolution at increasing coverage of Polio vaccine and elimination of indigenous transmission of virus by year 2000 AD
1990	UNICEF strategies for children
1995-1996	Pulse polio immunization program launched in India to eradicate Poliomyelitis

Situação atual da imunização:

A Índia registou progressos significativos no âmbito do PAV. No início do programa, em 1985-86, a cobertura vacinal variava entre 29% para a BCG e 41% para a DPT. No final de 2008, os níveis de cobertura tinham aumentado significativamente para cerca de 80% para o toxoide tetânico para mães grávidas, cerca de 87% para a BCG, 66% para 3 doses de DPT, 67% para 3 doses de VOP e 70% para o sarampo. Desde então, registou-se um declínio significativo na incidência notificada das doenças evitáveis por vacinação, em comparação com a sua incidência em 1987. Percentagem de declínio nas doenças evitáveis por vacinação notificadas de 1987 a 2009

Percentage decline in reported vaccine preventable diseases from 1987 to 2011[17]

Disease	1987	2011	% decline
Poliomyelitis	28257	1	100
Diphtheria	12952	4,233	62.3
Pertussis	163786	3909	76.13
NNT	11846	734	93.8
Measles	247519	33634	86.41

Situação em Andhra Pradesh:

A cobertura da vacinação primária em Andhra Pradesh é de 67,1% (65% nas zonas rurais e 73,2% nas zonas urbanas), de acordo com o DHLS III, e de 62%, de acordo com o DHLS II. De acordo com o Inquérito aos Agregados Familiares a Nível Distrital (DLHS) III, a cobertura da vacinação primária no distrito de Karimnagar é superior a 70%. O DHLS III revela que apenas 1% das crianças com idades compreendidas entre os 12 e os 23 meses não recebeu qualquer vacina. De acordo com o inquérito de avaliação da cobertura - 3 efectuado pela UNICEF em 2009, a percentagem de crianças totalmente imunizadas é de 78%.[18]

A mais recente conquista da Índia no domínio da imunização foi a inexistência de um único caso de poliomielite desde que uma menina de dois anos ficou paralisada a 13 de janeiro de 2011 no distrito de Howrah, em Bengala Ocidental. A vitória da Índia sobre a poliomielite abre caminho à certificação da região do Sudeste Asiático da OMS como livre de poliomielite no final de março. Trata-se de um progresso sem precedentes para um país que, até 2009, registou mais de metade dos casos de poliomielite a nível mundial. Em cada campanha nacional contra a poliomielite, 2,3 milhões de vacinadores, liderados por 155 000 supervisores, visitam 209 milhões de agregados familiares para imunizar 170 milhões de crianças até aos 5 anos de idade.(19)

Estudos semelhantes:

K.C.et al (2010) realizaram uma investigação sobre a prevalência e a gravidade da doença em crianças com menos de cinco anos em Kavre e descobriram que, de um total de 144 inquiridos, 71,53% imunizaram as crianças com BCG, 74,43% com DPT, 78,47% com sarampo e 13,89% com Hepatite B.(20)

Nos bairros de lata de Nairobi, foi efectuado um estudo entre 1848 crianças com idades compreendidas entre os 12 e os 23 meses. Os dados relativos à vacinação foram recolhidos durante a primeira visita, cerca de quatro meses após o nascimento, e as visitas de acompanhamento foram repetidas posteriormente, com intervalos de quatro meses. A vacinação completa foi definida como a receção de todas as vacinas infantis básicas até ao final dos 24 meses de vida, enquanto a vacinação actualizada (UTD) se referia à receção das vacinas BCG, OPV 1-3, DTP 1-3 e sarampo nos primeiros 12 meses de vida. Todos os dados de vacinação foram obtidos a partir dos cartões de vacinação que foram vistos durante a visita ao domicílio, bem como através da recordação das mães. Foram utilizados modelos multivariados para identificar os factores de risco associados à vacinação incompleta. O estudo revelou que a cobertura do sarampo era substancialmente mais baixa do que a das outras vacinas quando determinada utilizando apenas os cartões de vacinação ou para além da recordação materna. A cobertura actualizada (UTD) com todas as vacinas aos 12 meses foi de 41,3% e 51,8% com e sem a dose de nascimento da VOP, respetivamente. A cobertura vacinal completa (57,5%) foi superior à cobertura actualizada (51,8%) aos 12 meses, em geral, e em ambos os bairros degradados, utilizando dados dos cartões. A análise multivariada mostrou que o património e as despesas do agregado familiar, a etnia, o local do parto, o nível de escolaridade da mãe, a idade e a paridade foram todos factores de previsão da vacinação completa entre as crianças que vivem nos bairros de lata.(21)

Outro estudo realizado para avaliar a cobertura da vacinação infantil em zonas rurais de difícil acesso, montanhosas e de baixa altitude (Haor) do Bangladesh, revelou que a situação das crianças totalmente vacinadas era significativamente mais baixa nas zonas Haor do que nas zonas montanhosas. O número de crianças totalmente vacinadas nas zonas montanhosas e de Haor era significativamente inferior ao da divisão em causa, bem como à cobertura a nível nacional. Os resultados sugerem que o sistema tradicional de prestação de serviços não é suficiente para as zonas rurais de difícil acesso do Bangladesh. A cobertura de cada vacina não foi mencionada neste estudo.[22]

Um estudo realizado nos distritos de Surkhet e Banke, na região centro-ocidental do Nepal, sobre "Estamos a progredir no sentido da eliminação da difteria, tosse convulsa e tétano", revelou que a cobertura da imunização DPT 2 era de 57,0% e 23,1% nos distritos de Surkhet e Banke. Do mesmo modo, a cobertura da DPT 3 foi de 56,8% e 22,0% nestes distritos. A menor cobertura de imunização deve-se a serviços de imunização inadequados relacionados com a falta de postos de saúde estáticos, pessoal inadequado para realizar serviços nos campos, pouca sensibilização das mães, falta de vacinas e actividades educativas inadequadas. Foi surpreendente o facto de uma melhor facilidade de transporte não ter garantido uma melhor cobertura no distrito de Banke em comparação com o distrito de Surkhet. O elevado número de desistências pode dever-se à má prestação de serviços e à falta de conhecimentos dos pais sobre as doses subsequentes para completar a série. Neste estudo, não foi mencionada a fonte de informação sobre a vacinação.[23]

Um estudo efectuado por Jean-Christophe et al. salienta as implicações do crescimento da população urbana e do acesso aos serviços sociais e de saúde no progresso da realização do ODM 4. Especificamente, examina as tendências da mortalidade infantil na ASS em relação ao crescimento da população urbana, à cobertura da vacinação e ao acesso a água potável. São utilizados métodos de correlação para analisar dados a nível nacional dos Inquéritos Demográficos e de Saúde (IDS) e das Nações Unidas de 22 países da África Subsariana com dois ou mais inquéritos realizados entre as décadas de 1990 e 2000. Os inquéritos DHS fornecem informações detalhadas sobre a saúde das mulheres com idades compreendidas entre os 15 e os 49 anos e sobre as crianças nascidas nos três ou cinco anos anteriores à data do inquérito. A análise é complementada por estudos de caso sobre as diferenças de saúde intra-urbanas no Quénia e na Zâmbia. Verificou-se que apenas 5 dos 22 países incluídos no estudo registaram declínios na mortalidade infantil urbana que estão em conformidade com a meta dos ODM de cerca de 4% por ano; outros 5 registaram um aumento; e os 12 países restantes registaram apenas um declínio mínimo. Uma taxa mais rápida de crescimento da população urbana está associada a uma tendência negativa no acesso a água potável e na cobertura da vacinação e, em última análise, a declínios crescentes ou tímidos na mortalidade infantil. Há provas de disparidades intra-urbanas na saúde infantil em alguns países como o Quénia e a Zâmbia. O facto de não se visar adequadamente o subgrupo crescente das populações urbanas pobres e de não se melhorar as suas condições de vida e o seu estado de saúde - o que constitui, por si só, um objetivo dos ODM - pode resultar na ausência de melhorias dos indicadores nacionais de saúde. A expansão sustentada do abastecimento de água potável e da cobertura de vacinação entre os habitantes urbanos desfavorecidos deve ser prioritária nos esforços para alcançar o ODM relativo à mortalidade infantil na África subsariana.(24)

Foi realizado um inquérito transversal à população entre março e julho de 2007 em Aden, no Iémen, durante o qual foram entrevistadas mães de 680 crianças de 37 agrupamentos selecionados aleatoriamente em Aden. Foram obtidas informações sobre os perfis sociodemográficos e o estado de imunização das crianças. Verificou-se que 83,1% tinham a vacinação completa, 10,4% tinham a vacinação parcial e 6,5% nunca tinham sido vacinadas. A taxa de retenção do cartão de vacina foi de 84,9%. A cobertura de vacinação foi de 92,9% para Bacillus Calmette-Guerin, 89,6% para Vacina Oral contra a Poliomielite-3, 86,6% para Difteria, Coqueluche e Tétano-3 e vacina contra Hepatite-B, e 89,1% para sarampo. A análise multivariada mostrou que as crianças com um cartão de vacinação (odds ratio [OR] =14,71; intervalo de confiança [IC] de 95%: 8,50-25,44) tinham maior probabilidade de ter uma vacinação completa, enquanto as crianças com mães mais velhas (OR=0,41; IC de 95%: 0,22-0,77) tinham maior probabilidade de ter uma vacinação completa.[25]

Um inquérito descritivo transversal aos agregados familiares realizado sobre a perceção das mães com filhos com menos de 5 anos de idade relativamente à vacinação em Igbo-Ora, estado de Oyo, no sudoeste da Nigéria, mostrou que a idade média das crianças era de 19,7 meses. Uma boa parte das crianças com idades compreendidas entre os 12 e os 33 meses estava totalmente imunizada (76,9%), 30,0% estavam parcialmente imunizadas e 0,7% não estavam imunizadas.

A maioria tinha boas atitudes em relação à vacinação, com 84,3% a terem pontuações de atitude de 75,0% ou mais. A vacinação das crianças não foi significativamente associada às caraterísticas sócio-demográficas. As razões relatadas para não completar a vacinação incluem: longas filas de espera (46,1%), pagamento em clínicas privadas (20,2%) e distância (17,7%). Neste estudo, não foram mencionadas fontes de informação, como jornais, sobre a vacinação.[26]

Outro estudo realizado com o objetivo de melhorar o desempenho da vacinação de centros de saúde com fraco desempenho em termos de cobertura e prática na província de Maluku, na Indonésia, mostrou que as doses notificadas de DPT 1 aumentaram 34,0%, as de poliomielite 3 aumentaram 38,0% e as de sarampo 40,0%, quando o período após a formação foi comparado com o período anterior. Os valores correspondentes para os 95 centros de saúde não participantes mostraram pouca ou nenhuma alteração (aumento de 0,0% para a DPT 1, -2,0% para a poliomielite 3 e -2,0% para o sarampo). No presente estudo, não foi mencionada a fonte de informação nem os motivos das desistências. [27]

Um estudo qualitativo transversal que incluiu debates em grupos de discussão e entrevistas aprofundadas, utilizando guias para debates em grupos de discussão e entrevistas aprofundadas, realizado com representantes da comunidade no distrito de Wonago, no Sul da Etiópia. Alguns dos participantes nos grupos de discussão explicaram que o receio dos efeitos secundários das vacinas poderia impedir as mães de vacinarem os seus filhos. A maioria dos entrevistadores das entrevistas aprofundadas e dos debatedores dos grupos de discussão levantou diferentes obstáculos à vacinação das crianças, principalmente a falta de sensibilização para a vacinação, a incompreensão dos efeitos secundários, a ausência de eletricidade na presença de frigoríficos, poucos locais de vacinação numa base de extensão, a incompreensão dos serviços de extensão da saúde e os eventos sazonais, especialmente durante a época da colheita do café. Neste estudo, a fonte de informação sobre a vacinação não foi mencionada. [28]

Na Índia:

Um estudo transversal efectuado em crianças com idades compreendidas entre 1 e 2 anos e mães com filhos até um ano de idade em bairros de lata urbanos da cidade de Jamnagar revelou que o cartão de vacinação estava disponível para 74,9% das crianças. A cobertura da vacina BCG foi máxima (94,7%), seguida da OPV3 (84,7%), DPT3 (81,4%) e a do sarampo foi a menor (75,7%). As taxas de abandono da DPT e da VOP foram de 10,4% e 10,1%, respetivamente. A percentagem de crianças totalmente imunizadas foi de 73,3%, sendo mais elevada para as crianças do sexo masculino do que para as do sexo feminino (75,3% e 70,0%, respetivamente), parcialmente imunizadas foi de 23,8%, sendo mais elevada para as crianças do sexo feminino do que para as do sexo masculino (22,3% e 26,2%, respetivamente) e não imunizadas foi de 2,8%, sendo mais elevada para as crianças do sexo feminino do que para as do sexo masculino (3,7% e 2,3%, respetivamente). As principais razões para o abandono ou a não imunização das crianças foram a ignorância das mães em cerca de 80,0% e o incómodo nas restantes. No presente estudo, não foram mencionadas outras vacinas como a Hepatite-B, a DT e a Hibetc. [29]

Um estudo realizado para determinar o conhecimento, a atitude e a prática sobre imunização entre inquiridos de crianças com idades entre os 12 e os 23 meses nos bairros de lata do distrito de Lucknow revelou que cerca de três quartos dos inquiridos de crianças completamente imunizadas sabiam sobre as doenças prevenidas pela vacina BCG, o que era mais do que o de qualquer outra vacina e de qualquer outra categoria. Nestes, 41,2% das crianças não imunizadas inquiridas tinham conhecimentos sobre o papel protetor da vacina de rotina contra a poliomielite, o que era mais elevado do que os inquiridos de crianças parcialmente imunizadas. A ANM foi a principal fonte de informação para os acompanhantes de crianças totalmente (52,0%) e parcialmente imunizadas (48,5%).[30]

Um estudo transversal realizado para avaliar o estado de imunização de crianças com idades compreendidas entre os 12 e os 23 meses em bairros degradados do sul de Deli e para descobrir as razões da não imunização e da imunização parcial revelou que 69,3% das crianças estavam totalmente imunizadas, 15,7% estavam parcialmente imunizadas e 15,1% não estavam imunizadas. A cobertura de vitamina A com pelo menos uma dose era de 75,9% (25,9% tinham recebido duas e 6,0% tinham recebido três doses). A causa da imunização incompleta foi o adiamento da vacinação devido a doença da criança (30,8%), falta de conhecimento do calendário de imunização (23,1%) e migração para a aldeia natal (23,1%). As razões para a não vacinação das crianças foram a falta de informação das mães (64,0%), que inclui o desconhecimento do local, do calendário e da idade elegível para a vacinação. Para 20,0%, o momento da vacinação coincidia com as horas de trabalho doméstico.[31]

Um estudo transversal de base comunitária realizado para avaliar o estado de imunização de crianças com idades compreendidas entre os 12 e os 23 meses no bairro de lata de Surat através de um inquérito por grupos de 15 indicadores múltiplos mostrou que apenas 25,0% das crianças estavam totalmente imunizadas; a cobertura era mais elevada para a BCG (75,0%) e mais baixa para o sarampo (29,9%). A cobertura para DPT3 e OPV3 foi quase a mesma (48,6% e 47,9%), enquanto que apenas 28,9% receberam suplementos de vitamina A. As taxas de abandono foram de 60,2%, 31,9% e 31,5% para BCG para sarampo, DPT1 para DPT3 e OPV para OPV3, respetivamente.[32]

Em Bangalore, foi realizado um estudo para verificar a aplicação da técnica de amostragem de garantia de qualidade do lote (LQAS) para medir indicadores de qualidade da cobertura de imunização; avaliar o estado de vacinação da população-alvo; identificar áreas de alta e baixa cobertura na área de estudo. O plano de amostragem adotado envolveu um tamanho de amostra de 19 em cada subcentro e um máximo de três crianças não imunizadas que a amostra aleatória toleraria. Este plano de amostragem 19-3 define a probabilidade de concluir que um indicador está a ter um bom desempenho para um lote ou subcentro que tem uma cobertura de 90%. O estudo incluiu os seis subcentros do Centro de Saúde Primário de K Gollahalli, Bangalore. Verificaram que a cobertura global era de 84% e que as restantes crianças (16%) estavam parcialmente imunizadas/não imunizadas. No geral, foi observado um baixo desempenho em quatro subcentros. Concluíram que o LQAS pode ser utilizado como uma ferramenta eficaz para monitorizar a atividade de imunização de rotina e que diminuiria o tempo necessário para a avaliação da cobertura da imunização. (33)

Num estudo realizado por K. Sanketet al, em 2007, num bairro de lata urbano de Mumbai, entre crianças com idades compreendidas entre os 12 e os 23 meses, utilizaram a metodologia de amostragem por grupos. Utilizaram a técnica de amostragem LQUAS. Os objectivos deste estudo foram avaliar a cobertura da imunização primária de crianças com idades entre os 12 e os 23 meses e conhecer o impacto do perfil sociodemográfico. A cobertura global da imunização primária no bairro de lata é de 80,07%. A cobertura foi mais elevada para a BCG (95,71%), seguida da OPV3 (82,85%), DPT3 (79,52%) e mais baixa para o sarampo (75,23%). No que respeita à taxa de abandono, esta foi de 21,39%, 10,21% e 9,37% para a BCG e sarampo, DPT1 e DPT3 e OPV1 e OPV3, respetivamente. As principais razões para a vacinação foram a visita ao local de origem ou à aldeia, o facto de a criança não ter sido trazida doente e não saber da necessidade de vacinação e não saber voltar para a segunda dose.(34)

Num estudo realizado por Chaudary et al. nos bairros de lata de Bareily, foi adoptada a metodologia de amostragem por grupos da OMS. Verificou-se que 61,9% estavam totalmente imunizados. A cobertura da imunização era elevada para a BCG (92,86%) e mais baixa para o sarampo (62,38%).

A razão mais comum para as crianças parcialmente imunizadas e não imunizadas foi a ignorância por parte dos pais. Verificou-se que a religião e a educação de ambos os pais estavam significativamente associadas ao estado de imunização. (35)

Num estudo efectuado por Khokaret al nos bairros de lata urbanos de Deli, verificou-se que 71,7% estavam totalmente imunizados, 19,8% estavam parcialmente imunizados e 8,5% não estavam imunizados. O estudo foi efectuado em 258 crianças do grupo etário dos 12-23 meses.

Verificou-se que 60,1% das mães e 84,5% dos pais eram alfabetizados. Verificou-se que 71,7% das famílias eram nucleares. A principal razão para a vacinação parcial foi o desconhecimento do calendário de vacinação, enquanto a razão para a não vacinação foi a não disponibilidade de serviços de vacinação de rotina. [36]

Num estudo efectuado por Vikas Bhatia et al, foi utilizada uma técnica de avaliação rápida no Dia Nacional da Imunização (PPI) para avaliar o estado de imunização das crianças no grupo etário dos 12-23 meses, abrangendo zonas urbanas, rurais e bairros de lata em UT, Chandigarh. O estudo abrangeu 796 crianças, proporcionalmente à sua distribuição em zonas urbanas, rurais e bairros de lata. A avaliação registou 72,23% de crianças totalmente imunizadas, 22,99% parcialmente imunizadas e 4,64% não imunizadas. Apenas 58,66% das crianças dos bairros de lata urbanos foram totalmente imunizadas. A cobertura global de várias vacinas foi BCG: 93,09%, DPT1/OPV1: 93,97%, DPT2/OPV2 90,57%, DPT3/OPV3: 85,92% e sarampo: 76%. Não se registou qualquer diferença entre os sexos no estudo. Conclusão Devem ser feitos esforços para reforçar o programa de imunização de rotina, especialmente nos grupos desfavorecidos e em áreas como os bairros de lata nas cidades, para que o objetivo da cobertura universal possa ser alcançado, tal como previsto a nível nacional.[37]

Um estudo realizado por K. Ghei et al. teve como objetivo examinar a associação entre a presença de um centro de saúde urbano (UHC) nas proximidades de um bairro de lata e o estado de imunização das crianças dos bairros de lata numa cidade da Índia. Os dados foram obtidos a partir de um inquérito realizado pelos bairros de lata do Projeto de Saúde Ambiental da Agência para o Desenvolvimento Internacional dos EUA em Agra. A população do estudo era constituída por 1728 crianças com idades compreendidas entre os 10 e os 23 meses. O estado de imunização foi medido como "completo" se a criança tivesse recebido

1 dose de vacina BCG, 3 doses de cada vacina contra difteria, tosse convulsa e tétano e vacina oral contra a poliomielite e 1 dose de vacina contra o sarampo; "parcial" se faltasse uma ou mais vacinas; e "não" se não tivesse sido recebida qualquer vacina. Resultados Os modelos ajustados mostraram que a presença de uma UHC num raio de 2 km de uma favela estava associada a mais do dobro

da probabilidade de as crianças serem total ou parcialmente vacinadas. Verificou-se que a presença de um UHC estava positivamente associada ao estado de imunização das crianças nos bairros de lata. Esses resultados sugerem a necessidade de maior atenção pública para expandir a cobertura das favelas por meio de UHCs. [38]

Num estudo realizado por P. Chhabra et al para avaliar a cobertura de imunização das vacinas BCG, DPT, OPV, Sarampo, MMR e Hepatite B em duas aldeias urbanizadas de Deli Oriental e estudar os factores que afectam a cobertura. As crianças com idades compreendidas entre os 24 e os 47 meses foram selecionadas por amostragem aleatória sistemática. A informação sobre os factores sociodemográficos e o estado de imunização foi obtida através de visitas domiciliárias. A cobertura vacinal de todas as vacinas foi calculada e procedeu-se à análise da associação entre a cobertura vacinal e os factores sociodemográficos. Os níveis de cobertura foram de 82,7% para a BCG, 81,5% para a DPT/VOP 1, 76,8% para a DPT/VOP 2, 70,7% para a DPT/VOP 3 e 65,3% para a vacina contra o sarampo. Para o reforço da DPT e para a vacina MMR, foram 41,4% e 41,6%. A escolaridade mais elevada da mãe (OR=1,96) e do pai (OR=1,80), a profissão do pai (OR=1,86), o estado de residência (OR=1,76), o local de nascimento (OR=2,64) e a presença do cartão de vacinas (OR=5,8) foram determinantes significativos para a vacinação completa na análise univariada. Na análise de regressão, a escolaridade da mãe (OR=1,43), a presença do cartão de vacinação (OR=2,05) e o local de nascimento (OR=3,80) permaneceram significativos. Os inquéritos de avaliação da vacinação mostraram uma grande variação entre regiões, estados e diferentes estratos da sociedade.[39]

A.M. Kadri et al realizaram um estudo transversal na cidade de Ahmedabad sobre a cobertura da vacinação em bairros degradados urbanos entre crianças com 1223 meses de idade durante o mês de julho-agosto de 2006, que incluiu 138 crianças de 1800 agregados familiares. Foi utilizado um inquérito por conglomerados baseado na proporção de probabilidades e verificou-se que a cobertura era a mais elevada para a BCG, a DPT-1 e a OPV-1 (83,3%) e a mais baixa para a vacina contra o sarampo (71,7%). Apenas 66 (47,8%) crianças tinham recebido vitamina A na altura da vacinação contra o sarampo. A percentagem de crianças totalmente vacinadas foi de 70,3%, sendo mais elevada entre os homens do que entre as mulheres, embora a diferença tenha sido considerada estatisticamente insignificante. O estudo reflecte a baixa cobertura de imunização e a não utilização da vacinação contra o sarampo e da suplementação com vitamina A. Sugere-se que se dê algum tipo de pacote de cuidados de saúde no âmbito do programa de Saúde Materno-Infantil (SMC), como suplementos de ferro, ácido fólico ou vitamina A, ou o fornecimento de sal iodado, para atrair os pais, especialmente para manter o contacto durante o período entre a DPT-3 e a vacinação contra o sarampo. Isto é necessário para manter a atenção dos pais durante os períodos de não imunização, o que também pode contribuir para o estado de saúde das mães e das crianças. [(40)].

CAPÍTULO 4

Materiais e métodos

ÁREA DE ESTUDO:

A cidade de Karimnagar é uma sede de distrito rodeada de grandes indústrias. As principais indústrias do distrito são a National Thermal Power Corporation (NTPC), as minas de carvão, a fábrica de cimento, as indústrias de granito, a indústria de tratamento e trituração de pedra, a indústria de tubos de betão, a indústria de filigrana de prata, etc., bem como as indústrias conexas, tais como os moinhos de arroz, serrações, óleo, outros moinhos de cereais, criação de animais, sementes e outros moinhos de transformação, etc. Todos estes estabelecimentos e desenvolvimento conduzem a uma rápida urbanização da cidade de Karimnagar. Existem muitas peregrinações famosas perto da cidade, como Vemulawada, Dharmapuri, Kondagattu e Kaleshwaram, bem como marcos arquitectónicos, centros comerciais e oportunidades de negócio, o que levou à migração e à proliferação de bairros de lata e de povoações não planeadas na cidade.

De acordo com o recenseamento de 2001, os bairros degradados são definidos como: "Todas as áreas específicas de uma cidade ou localidade notificadas como "bairros degradados" pelo governo estatal/local e pela administração da UT ao abrigo de qualquer lei, incluindo uma "lei relativa aos bairros degradados"; todas as áreas reconhecidas como "bairros degradados" pelo governo estatal/local e pela administração da UT, pelos conselhos de habitação e de bairros degradados, que podem não ter sido formalmente notificadas como bairros degradados ao abrigo de qualquer lei; e, Uma área compacta de pelo menos 300 habitantes ou cerca de 60-70 agregados familiares de cortiços congestionados mal construídos, num ambiente anti-higiénico, geralmente com infra-estruturas inadequadas e sem instalações sanitárias e de água potável adequadas", segundo o NSSO (National Sample Survey Organ): Qualquer aglomerado compacto com um conjunto de habitações mal construídas, na sua maioria de natureza temporária, amontoadas, geralmente com instalações sanitárias e de água potável inadequadas e em condições anti-higiénicas, desde que aí vivam pelo menos 20 agregados familiares.

Existem 59 bairros de lata notificados e não notificados na cidade de Karimnagar, enumerados pela Corporação Municipal, dos quais apenas 42 são notificados, com um número total de 16257 agregados familiares e uma população de 71113 pessoas, que foram incluídos no estudo.

POPULAÇÃO ESTUDADA

Foram incluídas no estudo crianças com idades compreendidas entre os 12 e os 60 meses, residentes nos bairros de lata selecionados. Esperava-se uma cobertura de imunização primária até ao final dos doze meses e conhecer a quantidade de doenças sofridas pela criança durante os 60 meses anteriores. Todas as crianças na faixa etária de 1 a 5 anos foram os sujeitos do estudo. O informador era um dos pais ou avós.

Critérios de inclusão

Crianças com idades compreendidas entre os 12 e os 60 meses que residem na zona de estudo

Critérios de exclusão

Crianças cujos pais/cuidadores não puderam ser contactados apesar de visitas repetidas

DESENHO DO ESTUDO Para o cálculo do tamanho da amostra, foi utilizado o manual de referência do inquérito por grupos - Cobertura de imunização da **OMS**.[41] O DLHS III efectuado durante o ano de 2007-08 indicou que a cobertura da imunização primária no distrito de Karimnagar era superior a 70%. Com base nos resultados acima, que esperam uma cobertura de imunização de pelo menos 70% na área de estudo, o tamanho da amostra foi estimado com a precisão desejada de ± 5% e um nível de confiança de 95% e um efeito de design de 2. Com base nas informações acima, de acordo com o anexo C do manual, tabela C-2. [39] O número total de crianças a serem inquiridas em 30 grupos foi estimado em 645.

$$n = DE \times \frac{Z^2 \times P \times (1-P)}{d^2}$$

Em que n= número de crianças a amostrar,

DE= Efeito de projeto=2,

Z= 1.96,

P= cobertura esperada. A cobertura esperada de vacinação em crianças com idades compreendidas entre os 12 e os 23 meses é de 70%.

d= largura desejada do intervalo de confiança= 5%

MÉTODO DE AMOSTRAGEM:

Etapa 1: Seleção dos agrupamentos: (Anexo-1)

$$\text{Hence sample size is} = 2 \times \frac{(1.96)^2 \times 0.7 \times 0.3}{(0.05)^2} = 645$$

A lista dos bairros de lata, com a respectiva população, foi obtida junto da corporação municipal da cidade de Karimnagar. A população cumulativa foi calculada para cada bairro de lata e a população cumulativa total para 42 bairros de lata foi de 71113. \

Foi calculado o intervalo de amostragem (S.I.).

S.I. = População total acumulada / N.º de agregados = 71113/42=1693

Foi gerado um número aleatório inferior ao intervalo de amostragem utilizando uma tabela de números aleatórios de 900. Foi selecionado um segundo grupo do bairro de lata em que a população cumulativa é igual ou inferior ao número aleatório.

O cluster seguinte foi selecionado através da fórmula.

Aglomerado 2= Número aleatório + intervalo de amostragem Em seguida, o aglomerado 3 foi calculado adicionando o valor do aglomerado 2 e o número aleatório e identificando o bairro de lata em que este número se insere na população cumulativa e, assim sucessivamente, os aglomerados 4, 5, 6.... são identificados até serem identificados os 30 aglomerados.

Etapa 2: Seleção dos agregados familiares em cada agrupamento

Em cada aglomerado selecionado, a partir do centro do bairro de lata, foi identificado e numerado o número de ruas que vão do centro para o exterior. Em seguida, foi selecionada uma rua ao acaso. Na rua selecionada, observou-se atentamente o número de casas. Em seguida, foi selecionada aleatoriamente uma casa. Esta foi a primeira casa do inquérito. Em cada aglomerado, foi efectuado um inquérito casa a casa até se atingir a dimensão da amostra necessária de 22 crianças no grupo etário dos 12 aos 60 meses.

PERÍODO DE ESTUDO - julho de 2013 a maio de 2014

METODOLOGIA:

A cobertura da vacinação no estudo foi avaliada utilizando a técnica de 30 grupos da OMS. Esta técnica envolve o contacto real com as crianças em causa, durante o inquérito casa a casa. Esta técnica tem sido o método testado pelo tempo para avaliar a cobertura da vacinação e tem sido utilizada por agências governamentais.

A seleção do agrupamento e do agregado familiar em cada agrupamento foi feita como explicado acima na técnica de amostragem. No grupo selecionado, foi feita uma visita de casa em casa e perguntou-se a cada família se tinha uma criança com idade compreendida entre os 12 e os 60 meses. Se a resposta fosse "SIM", o inquirido (pai ou mãe ou avô ou avó) era entrevistado. Foi obtido o consentimento verbal, tendo sido explicado o objetivo do estudo e obtidas as informações necessárias. Se a resposta fosse "NÃO", visitava-se a casa seguinte. Este processo continuou até se atingir o tamanho da amostra de 22 crianças em cada grupo. Foi aplicado um questionário semi-estruturado pré-concebido e pré-testado ao informador para recolher as informações necessárias.

O estado de imunização da criança foi verificado utilizando os cartões de imunização. Nas crianças em que os cartões de vacinação não estavam disponíveis, as mães ou os informadores responsáveis foram inquiridos sobre o historial de imunização relevante, como a idade de administração, a via de administração e o local de administração da vacina ou da dose de vitamina A. A idade da criança foi determinada com base nos registos disponíveis, como o cartão de vacinação. Nas crianças em que não havia registos disponíveis, a idade foi determinada com base na história da mãe, do pai e dos avós, utilizando um calendário de eventos locais que foi preparado. No nosso estudo, a informação sobre a vacinação contra a hepatite B foi documentada, mas não foi considerada como imunização primária. No entanto, foi analisada como uma entidade separada. Todas as crianças foram examinadas quanto à presença de cicatriz de BCG no braço esquerdo.

Instrumento de estudo

O formulário do inquérito sobre a cobertura da vacinação do manual de referência da OMS foi adaptado para o presente estudo. Foram acrescentadas variáveis relativas aos pormenores sócio-demográficos, como a educação e a profissão dos pais. Foram também introduzidas informações sobre o local do parto e sobre a imunização de rotina dos pais. Para avaliar o estado nutricional destas crianças, foram efectuadas medições antropométricas (peso, altura, MUAC), queixas principais, doenças crónicas, perguntas sobre o seu estado de saúde atual, estado de saúde passado no último mês, incapacidade e deformidade.

O estado nutricional foi calculado com base no IMC, no IMCUM e na classificação de desnutrição da IAP. (Atualmente, a classificação IAP, baseada no peso para a idade, é seguida nos centros "Anganwadi" em todo o país para rastrear a PEM e classificar a subnutrição ao nível da base para o projeto do Governo da Índia sobre os Serviços Integrados de Desenvolvimento Infantil (ICDS).[41]

O valor de corte para crianças com baixo peso à nascença foi considerado como 2500 gm.

Definições operacionais*:* Criança totalmente imunizada é definida como uma criança com idade entre 12 e 23 meses, que recebeu todas as 3 doses de DPT e OPV cada, 1 dose de BCG e sarampo cada. A criança parcialmente imunizada foi definida como uma criança que falhou uma ou mais das doses acima referidas, independentemente de ter recebido a vacinação contra a poliomielite nos dias de pulso da poliomielite. A criança não imunizada foi definida como uma criança que não recebeu uma única dose de qualquer uma das vacinas do esquema UIP, com exceção da vacinação contra a poliomielite nos dias de pólio. A classificação de Kuppuswamy modificada foi utilizada para a classificação socioeconómica das famílias. [Anexo 3] **COMPROVAÇÃO ÉTICA:**

Antes da realização do estudo, foi obtida autorização ética do Comité de Ética do Prathima Institute of Medical Sciences, Karimnagar [Anexo-4]. Durante o inquérito, foi obtido o consentimento verbal dos indivíduos que forneceram pormenores sobre a sua família.

ANÁLISE ESTATÍSTICA:

No final da metodologia, as variáveis contínuas, como a idade, foram resumidas em termos de estatística descritiva como média e desvio padrão. As variáveis categóricas, como detalhes sociodemográficos e factores que influenciam a vacinação, foram apresentadas em frequência e percentagem. A cobertura da vacinação foi calculada em percentagens. Foi aplicado o teste de significância do qui-quadrado para encontrar a associação entre os factores que influenciam o estado de imunização e o estado de imunização.

Foi efectuada uma análise de regressão binomial para avaliar os vários factores de risco associados à vacinação. As variáveis dependentes foram dicotomizadas em parcialmente imunizadas e totalmente imunizadas e as várias variáveis independentes incluídas no modelo foram o tipo de família, a religião, o estatuto socioeconómico, a escolaridade do pai, a escolaridade da mãe, a ordem de nascimento, a idade da mãe, o conhecimento sobre se a imunização é benéfica ou não, o conhecimento sobre o calendário de vacinação e a distância da unidade de saúde (imunização).

CAPÍTULO 5

Resultados

O estudo foi efectuado em 30 bairros de lata urbanos da cidade de Karimnagar, tendo como amostra 22 crianças de cada bairro de lata. O número mínimo de famílias inquiridas em cada grupo foi de 12 e o máximo de 16, com um valor médio de 13,97 ± 1,049 (DP). A faixa etária das crianças era de 14 meses a 59 meses, com uma média de 34,53 anos.

Tabela 1: Distribuição das crianças de acordo com o sexo, ordem de nascimento e intervalo de idade

Base line characteristics		**Frequency**	**Percent**
Age of children in months	< 24 Months	215	32.6
	25-36 Months	144	21.8
	37-48 Months	180	27.3
	> 49 Months	121	18.3
	Total	660	100.0
Sex	Male	336	50.9
	Female	324	49.1
	Total	660	100.0
Birth Order	1	285	43.2
	2	293	44.4
	3	82	12.4
	Total	660	100.0

Foram inquiridas 660 crianças, das quais 215 **(32,6%)** tinham ≤ 24 meses, 144 **(21,8%)** estavam no grupo etário dos 25 aos 36 meses, 180 **(27,3%)** estavam no grupo etário dos 37 aos 48 meses e 121 **(18,3%)** tinham mais de 49 meses. Entre todas as crianças inquiridas, 336 **(50,9%)** eram do sexo masculino e 324 **(49,1%)** do sexo feminino, enquanto 285 **(43,2%)** eram da primeira ordem de nascimento, 293 **(44,4%)** eram da segunda ordem de nascimento e 82 **(12,4%)** eram da terceira ordem de nascimento.

Quadro 2: Distribuição dos informadores

Respondent	Frequency	Percent
Father	131	19.8
Mother	501	75.9
Grand Parents	28	4.3
Total	660	100.0

A informação do estudo foi recolhida junto dos inquiridos, entre os quais a maioria eram mães, seguidas dos pais e dos avós.

Quadro 3: Distribuição das crianças segundo a religião

Religion	Frequency	Percent
Hindu	408	61.8
Muslim	212	32.1
Christian	40	6.1
Total	660	100.0

Entre as crianças inquiridas no estudo, 408 **(61,8%)** pertenciam à religião hindu, 212 **(32,1%) pertenciam** à religião muçulmana e 40 **(6,1%)** pertenciam à religião cristã.

Quadro 4: Distribuição do estatuto socioeconómico

Socioeconomic Status	Frequency	Percentage
Upper Class	11	1.7
Upper Middle Class	37	5.6
Lower Middle Class	172	26.1
Upper Lower Class	427	64.7
Lower	13	2
Total	660	100

De acordo com a classificação de Kuppuswamy modificada, 13 **(2,0%)** pertenciam à classe baixa,

427 **(64,7%)** à classe baixa alta, 172 **(26,1%)** à classe média baixa, 37 **(5,6%)** à classe média alta e 11 **(1,7%)** à classe alta.

Quadro 5: Distribuição das crianças segundo o tipo de família

Type of family	Frequency	Percent
Nuclear	454	68.8
Joint	46	7.0
Three Generation	160	24.2
Total	660	100.0

Entre os inquiridos, o número de crianças que pertenciam a uma família nuclear era de 454 **(68,8%)**, a famílias conjuntas era de 46 **(7,0%)** e a famílias de três gerações era de 160 **(24,2%)**.

Tabela 6: Distribuição das crianças de acordo com o local de parto, local de vacinação e disponibilidade do cartão de vacinação

Characteristics		Frequency	Percent
Place of delivery	Government Hospitals	253	38.3
	Private Hospitals	387	58.6
	Home Delivery	20	3.0
	Total	660	100.0
Place of immunization	Government Hospital	411	62.3
	Private Hospitals	249	37.7
	Total	660	100.0
Availability of immunization card	Yes	613	92.9
	No	47	7.1
	Total	660	100.0

Entre as crianças inquiridas, 253 **(38,3%)** tiveram o parto em hospitais públicos, 387 **(58,6%)** em hospitais privados e 20 **(3%)**. 411 **(62,3%)** foram vacinadas em hospitais públicos e 249 **(37,7%)** foram vacinadas em hospitais privados. O cartão de vacinação das crianças estava disponível para

613 **(92,9%)** informantes, enquanto 47 **(7,1%)** não estavam disponíveis para os informantes.

Quadro 7: Distribuição do estado de vacinação no contexto das vacinas primárias

Vaccines	Frequency	Percent
BCG	660	100
OPV 0	616	93.3
OPV 1	660	100
OPV 2	648	98.2
OPV 3	581	88
DPT 1	660	100
DPT 2	648	98.2
DPT 3	581	88
Measles	583	88.3

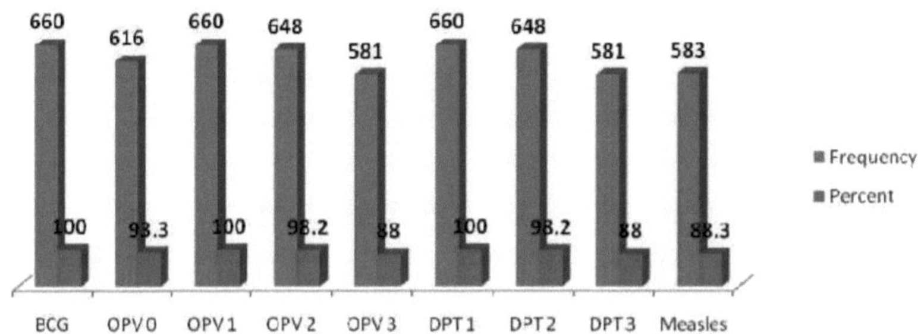

Fig 1: Diagrama de barras da distribuição do estado de vacinação no contexto das vacinas primárias

Entre a população estudada 660 **(100%)** tinham recebido BCG 616 **(93,3%)**, recebido OPVO 660 **(100%)**, recebido OPV1 648 **(98,2%)**, recebido OPV2 581 **(88%)**, recebido OPV 3 660 **(100%)**, recebido DPT 1 648 **(98,2%)**, recebido DPT2648 **(98,2%)**, recebido DPT3 581 **(88%)**, recebido Sarampo 583 **(88,3%).**

Tabela 8: Cobertura da vacinação contra a hepatite B

Vaccine	Number of children immunized	Percent
Hepatitis B1	660	100
Hepatitis B2	635	96.2
Hepatitis B3	611	92.6

A vacina contra a hepatite B1, a hepatite B2 e a hepatite B3 foi recebida por 660 **(100%)**, 635 **(96,2%)** e 611 **(92,6%)**, respetivamente.

Quadro 9: Suplementação de vitamina A oral e doses de pulsos de poliomielite

Additional		Frequency	Percent
Vitamin A	Yes	563	85.3
	No	97	14.7
	Total	660	100.0
Pulse polio doses	Yes	635	96.2
	No	25	3.8
	Total	660	100.0

A suplementação de vitamina A foi administrada a 563 **(85,3%)**, enquanto as doses de pulsos de poliomielite foram recebidas por 635 **(96,2%)** crianças.

Tabela 10: Distribuição das crianças de acordo com o estado de imunização

Immunization Status	Frequency	Percent
Fully Immunized	529	80.2
Partially Immunized	131	19.8
Total	660	100.0

Frequency/Percent

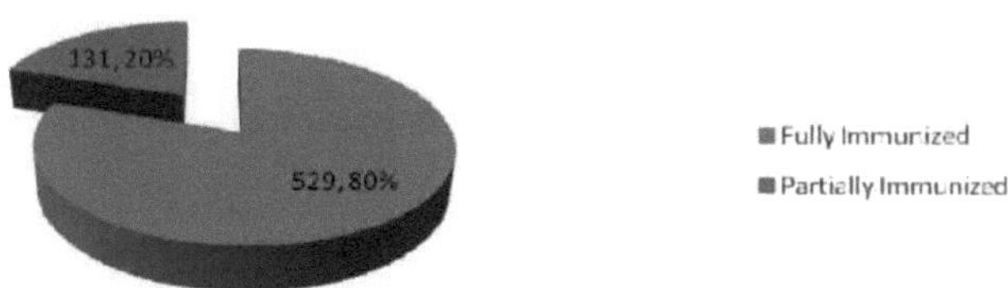

Fig 2: Gráfico de pizza da distribuição das crianças de acordo com o estado de imunização

Entre as crianças inquiridas, 529 **(80,2%)** estavam totalmente vacinadas e 131 **(19,8%)** estavam parcialmente vacinadas.

Quadro 11: Sexo da criança em relação ao estado de imunização

Sex	Immunization Status		Total	P value
	Fully Immunization	Partial Immunization		
Male	266 (40.3%)	70 (10.6%)	336(50.9%)	P=0.518
Female	263 (39.8%)	61 (9.2%)	324(49.1%)	
Total	529 (80.2%)	131(19.8%)	660(100%)	

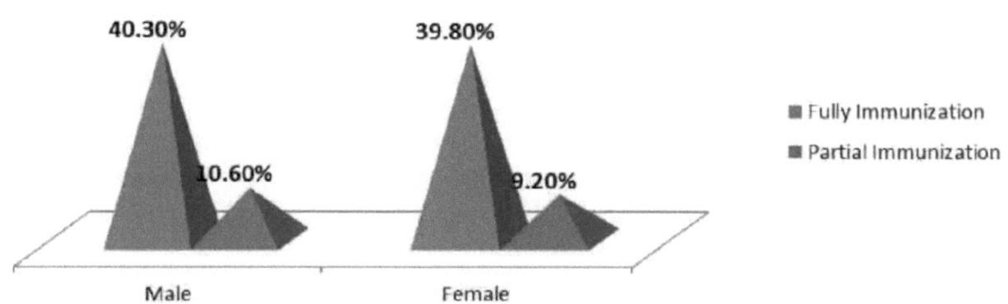

Fig 3: Diagrama de barras do sexo das crianças em relação ao estado de imunização

Entre todas as 336 **(50,9%)** crianças do sexo masculino, 266 **(40,3%)** estavam totalmente vacinadas e 70 **(10,6%)** estavam parcialmente vacinadas. Entre as 324 **(49,1%)** crianças do sexo feminino, 263 **(39,8%)** estavam totalmente vacinadas e 61 **(9,2%)** estavam parcialmente vacinadas. Esta diferença no estado de vacinação no contexto dos géneros não foi significativa (p=0,518).

Tabela 12: Distribuição das crianças segundo a religião e o estado de vacinação

Religion	Fully Immunized	Partially Immunized	Total
Hindu	353 (53.5%)	55 (8.3%)	408 (61.8%)
Muslim	140 (21.2%)	72 (10.9%)	212 (32.1%)
Christian	36 (5.5%)	4 (0.6%)	40 (6.1%)
Total	529 (80.2%)	131 (19.3%)	660 (100%)

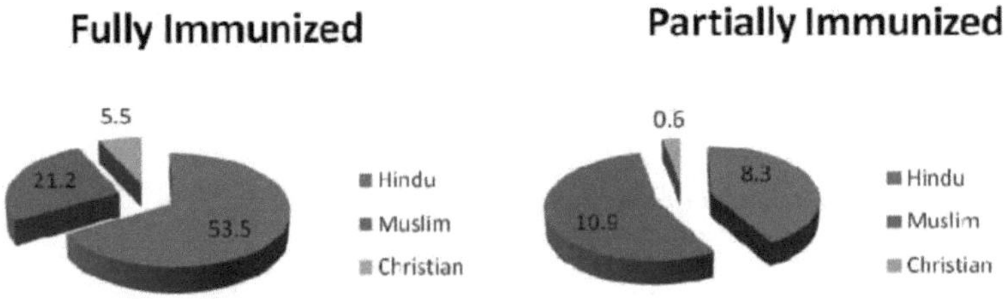

Fig 4: Gráfico de pizza da distribuição das crianças segundo a religião e o seu estado de vacinação

Entre os hindus, 353 **(53,5%)** estavam totalmente imunizados e 55 **(8,3%)** estavam parcialmente imunizados. Entre os muçulmanos, 140 **(21,2%)** estavam totalmente vacinados e 72 **(10,9%)** estavam parcialmente vacinados. Nos cristãos, 36 **(5,5%)** estavam totalmente vacinados e 4 **(0,6%)** estavam parcialmente vacinados. Esta diferença do estado de vacinação das crianças entre as religiões foi considerada estatisticamente significativa (qui-quadrado =39,384, df =2, p<0,01).

Tabela 13: Distribuição no contexto do tipo de família das crianças quanto ao estado de vacinação

Family type	Fully Immunized	Partially Immunized	Total
Nuclear	361 (54.7%)	93 (14.1%)	454 (68.8%)
Joint	22 (3.3%)	24 (3.6%)	46 (7%)
Three Generation	146 (22.1%)	14 (2.1%)	160 (6.1%)
Total	529 (80.2%)	131 (19.3%)	660 (100%)

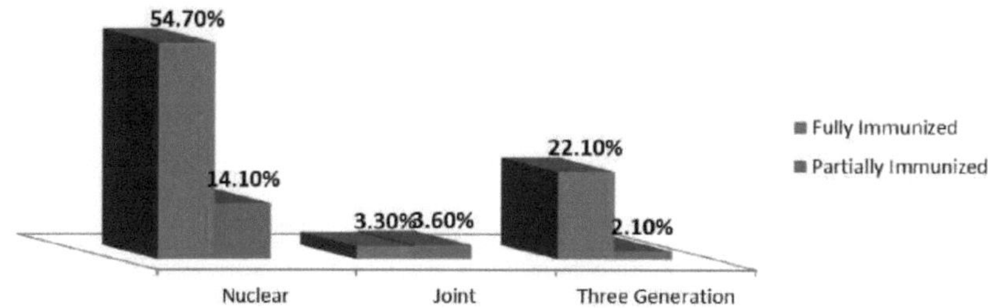

Fig 5: Diagrama de barras da distribuição do tipo de família das crianças em relação ao estado de imunização

Verificou-se que 454 **(68,8%)** famílias eram nucleares, das quais 361 **(54,7%)** tinham as crianças totalmente vacinadas. O número total de famílias mistas era de **(46,7%)** e entre os seus filhos 22 **(3,3%)** estavam totalmente vacinados. Esta diferença do estado de vacinação das crianças entre os tipos de família foi considerada estatisticamente significativa (qui-quadrado=42,718, df=2, p<0,001).

Quadro 14: Estatuto socioeconómico em relação ao estatuto de imunização

Socioeconomic Status	Immunization Status		Total
	Fully Immunization	Partial Immunization	
Upper Class	11 (1.7%)	0 (0%)	11 (1.7%)
Upper Middle Class	37 (5.6%)	0 (0%)	37 (5.6%)
Lower Middle Class	127 (19.2%)	45 (6.8%)	172 (26.1%)
Upper Lower Class	341 (51.7%)	86 (13.0%)	427 (64.7%)
Lower	13 (2.0%)	0 (0%)	13 (2.0%)
Total	529 (80.2%)	131(19.8%)	660 (100%)

Nas crianças da classe alta, todas as 11 **(1,7%)** estavam totalmente vacinadas; na classe média alta, todas as 37 **(5,6%)** estavam totalmente vacinadas; na classe média baixa, 127 **(19,2%)** estavam totalmente vacinadas e 45 **(6,8%)** estavam parcialmente vacinadas; na classe baixa alta, 341 **(51,7%)** estavam totalmente vacinadas e 86 **(13%)** estavam parcialmente vacinadas; em toda a classe baixa, 13 **(2%)** estavam totalmente vacinadas.

Quadro 15: Estado de imunização das crianças por nível de literacia da mãe

Education of mother	Immunization status		Total
	Fully Immunization	Partially Immunization	
Illiterate	141 (21.4%)	47 (7.1%)	188 (28.5%)
Primary School	37 (5.6%)	12 (1.8%)	49 (7.4%)
Middle School	81 (12.3%)	14 (2.1%)	95 (14.4%)
High School	204 (30.9%)	58 (8.8%)	262 (39.7%)
Intermediate	29 (4.4%)	0 (0%)	29 (4.4%)
Graduate or Postgraduate	26 (3.9%)	0 (0%)	26 (3.9%)
Profession or Honors	11 (1.7%)	0 (0%)	11 (1.7%)
Total	529 (80.2%)	131(19.8%)	660 (100%)

Verificou-se que um total de 188 mães não eram analfabetas, das quais 141 **(21,4%)** dos seus filhos estavam totalmente vacinados e 47 **(7,1%)** estavam parcialmente vacinados. As mães com escolaridade até ao ensino primário, 37 **(5,6%)** das crianças estavam totalmente vacinadas e 12 **(1,8%)** estavam parcialmente vacinadas. Mães com escolaridade até o ensino médio, 81 **(12,3%)** das crianças estavam totalmente vacinadas e 14 **(2,1%)** estavam parcialmente vacinadas. Mães com escolaridade até o ensino médio, 204 **(30,9%)** das crianças estavam totalmente vacinadas e 58 **(8,8%)** estavam parcialmente vacinadas. Mães que possuem ensino médio, todas as suas 29 **(4,4%)** crianças estão totalmente vacinadas. As mães que estudaram até a graduação ou pós-graduação, todas as 26 **(3,9%)** crianças estavam totalmente vacinadas e as mães de profissão ou qualificação honrosa, todas as 11 **(1,7%)** crianças estavam totalmente vacinadas.

Quadro 16: Ocupação da mãe em relação ao estado de vacinação

Occupation of mother	Immunization Status		Total
	Fully Immunization	Partial Immunization	
House wives	419 (63.5%)	121 (18.3%)	540 (81.8%)
Unskilled Worker	70 (10.6%)	10 (1.5%)	80 (12.1%)
Semiskilled Worker	27 (4.1%)	0 (0%)	27 (4.1%)
Skilled Worker	13 (2.0%)	0 (0%)	13 (2.0%)
Total	529 (80.2%)	131(19.8%)	660 (100%)

O estudo mostra que 540 mães que trabalhavam em casa tinham 419 **(63,5%)** crianças totalmente vacinadas e 121 **(18,3%)** parcialmente vacinadas. As mães que são trabalhadoras não qualificadas tinham 70 **(10,6%)** filhos totalmente vacinados e 10 **(1,5%)** parcialmente vacinados. Todos os 27 **(4,1%)** filhos de mães trabalhadoras semiqualificadas estão totalmente vacinados. Todos os 13 **(2,0%)** filhos de mães trabalhadoras qualificadas estão totalmente vacinados.

Tabela 17: Conhecimentos sobre imunização entre as mães em relação ao estado de imunização

Characteristics		Immunization Status		Total	P Value
		Fully Immunization	Partial Immunization		
Immunization is beneficial	Yes	515 (78.0%)	120 (18.2%)	635 (96.2%)	0.002
	No/ Don't know	14 (2.1%)	11 (1.7%)	25 (3.8%)	
	Total	529 (80.2%)	131 (19.8%)	660 (100%)	
Knowledge of completion of Vaccination by 12 months	Yes	448 (67.9%)	96 (14.5%)	544 (82.4%)	0.002
	No	81 (12.3%)	35 (5.3%)	116 (17.6%)	
	Total	529 (80.2%)	131(19.8%)	660 (100%)	

Mães que acham que a vacinação é benéfica, 515 (78%) dos seus filhos foram totalmente vacinados e 120 (18,2%) foram parcialmente vacinados. As mães que acham que a vacinação não é benéfica ou não conhecem os benefícios da vacinação, 14 (2,1%) dos seus filhos estavam totalmente vacinados e 11 (1,7%) dos seus filhos estavam parcialmente vacinados. As mães que tinham conhecimento de que a vacinação deveria ser concluída até os 12 meses eram 544 (82,4%), das quais 448 (67,9%) crianças estavam totalmente vacinadas e 96 (14,5%) estavam parcialmente vacinadas. As mães que não tinham conhecimento sobre a conclusão da vacinação primária até os 12 meses, 81 (12,3%) de seus filhos estavam totalmente imunizados e 35 (5,3%) estavam parcialmente imunizados. Esta diferença do estado de vacinação das crianças entre os conhecimentos das mães sobre vacinação foi estatisticamente significativa (p = 0,002).

Tabela 18: Relação do estado de imunização com a distância do estabelecimento de saúde

Distance facility from home	Immunization status		
	Fully Immunized	Partially Immunized	Total
<2 km	503 (76.2%)	38 (5.8%)	541 (82%)
>2 km	26 (3.9%)	93 (14.1%)	119 (18%)
Total	529 (80.2%)	131 (19.8%)	100 (100%)

A partir do estudo, verificou-se que 503 **(76,2%)** crianças foram totalmente imunizadas, que residem a menos de 2 km do centro de imunização e 26 **(3,9%)** foram totalmente imunizadas que residem além de 2 km do centro de imunização. Enquanto que apenas 38 **(5,8%)** estavam parcialmente imunizadas e residiam a menos de 2 km do centro de vacinação e 93 **(14,1%)** estavam parcialmente imunizadas e residiam a mais de 2 km do centro de vacinação. Essa diferença do status de imunização das crianças entre a distância do centro de imunização foi estatisticamente significativa (qui-quadrado = 310,194, df = 1, p = 0,00).

Quadro 19: Razões para a imunização parcial

Reason for not getting immunization	Frequency	Percentage
Child illness	77	58.77
Unawareness of need of immunization	13	9.92
Lack of time or busy in other work	12	9.16
Away from home at the time of immunization	29	22.137
Total	**131**	**100**

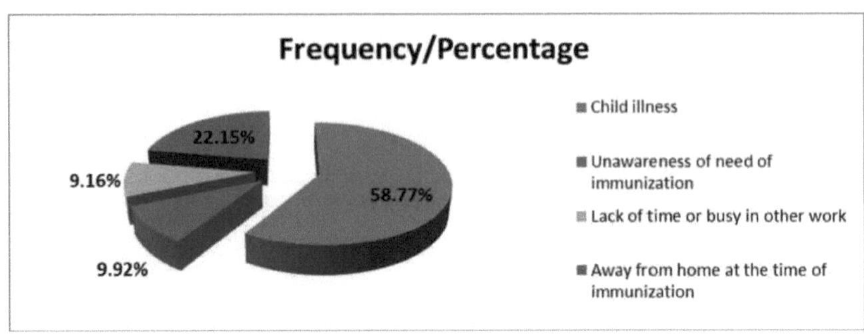

Fig 6: Gráfico de pizza para Razão para imunização parcial

Quando questionados sobre o motivo da vacinação parcial, 77 **(58,77%)** deram como motivo a doença da criança, 13 **(9,92%)** disseram que não sabiam da necessidade da vacinação, 12 **(9,16%)** disseram que estavam ocupados com outro trabalho e tinham falta de tempo e 29 **(22,13%)** disseram que estavam ausentes na data marcada para a vacinação.

Tabela 20: Análise de regressão logística para os factores de avaliação que afectam o estado de imunização

Risk Factors	B	SE	WALD	Sig	ExpB
Type of family	-.183	.194	.892	.014	.833
Religion	.065	.243	.072	.789	1.067
Socio-economic Status	-.502	.337	2.217	.083	.605
Education of father	.239	.188	1.616	.004	1.271
Education of mother	-.693	.197	12.410	.065	.500
Birth order	.567	.232	5.951	.015	1.763
Mother's age interval	-.131	.303	.186	.666	.877
Immunization is beneficial	.176	.725	.059	.009	1.192
Knowledge about vaccination schedule	.799	.369	4.700	.030	2.224
Distance of immunization facility	4.187	.352	141.858	.000	66.835

Foi efectuada uma análise de regressão logística binomial para avaliar os vários factores de risco para a imunização parcial. O tipo de família (p=0,014), a escolaridade do pai (p=0,004), a ordem de nascimento (0,015), o conhecimento sobre o benefício da imunização (p=,009), o conhecimento sobre o calendário de vacinas (p=,03) e a distância da unidade de imunização em relação à casa (p<0,001) foram estatisticamente associados ao estado de imunização.

Quadro 21: Malnutrição com base no IMC

Malnutrition BMI	Frequency	Percent
Underweight	275	60.7
Healthy Weight	178	39.3
Total	453	100

Todas as crianças com mais de 24 meses de idade foram avaliadas quanto à subnutrição com base no IMC e verificou-se que 275 **(60,7%)** tinham peso a menos, enquanto 178 **(39,3)** tinham peso saudável.

Quadro: 22 Distribuição da subnutrição com base no MUAC

Malnutrition	Frequency	Percent
Yes	456	69.1
No	204	30.9
Total	660	100.0

Com base no MUAC, 270 **(40,9%)** estavam subnutridos, enquanto 390 **(59,1%)** não estavam subnutridos.

Quadro 23: Graus de desnutrição de acordo com o MUAC

Malnutrition Grade	Frequency	Percent
Normal	204	30.9
Risk for malnutrition	200	30.3
Moderate acute malnutrition	245	37.1
Severe acute malnutrition	11	1.7
Total	660	100.0

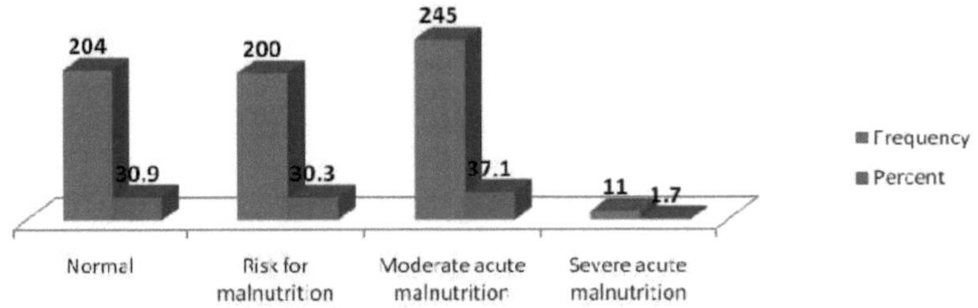

Fig 7: Diagrama de barras do grau de desnutrição de acordo com o MUAC

Entre as crianças inquiridas, 204 **(30,9%)** encontravam-se bem nutridas, 200 **(30,3%)** estavam em risco de subnutrição, 245 **(37,1%)** apresentavam subnutrição aguda moderada e 11 **(1,7%)** apresentavam subnutrição aguda grave, de acordo com os resultados da medição do perímetro do braço.

Tabela 24: Grau de desnutrição de acordo com o IAP

Malnutrition Grades	Frequency	Percent
Normal	164	24.85
Mild malnourished	227	34.39
Moderate malnourished	177	26.82
Severe malnourished	57	8.64
Very severe malnourished	35	5.30
Total	660	100.0

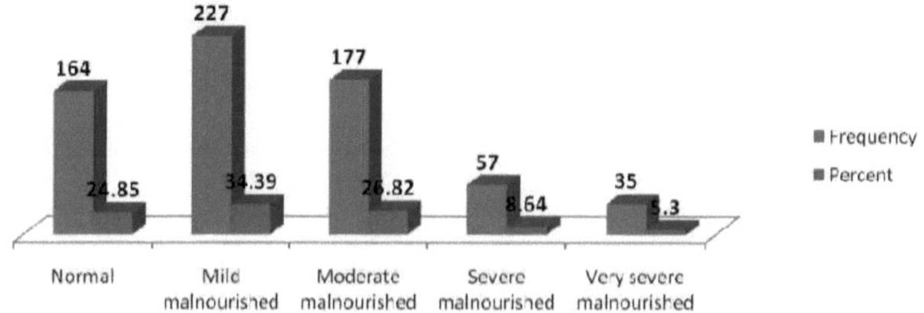

Fig 8: Diagrama de barras do grau de desnutrição de acordo com o IAP

A subnutrição foi calculada de acordo com o peso para a idade da Academia Indiana de Pediatria e verificou-se que 164 **(24,85%)** crianças eram normais. Nos graus de subnutrição ligeira, moderada, grave e muito grave, o número de crianças era de 227 **(34,39%),** 177 **(26,82%)**, 57 **(8,64%)** e 35 **(5,3%)**, respetivamente.

Quadro 25: Relação da malnutrição com o BPN

LBW	Malnutrition grades according to IAP					Total
	Normal	Grade 1	Grade 2	Grade 3	Grade 4	
Yes	61 (9.2%)	53 (8.0%)	70 (10.6%)	16 (2.4%)	20 (3.0%)	220 (33.3%)
No	103 (15.6%)	174 (26.4%)	107 (16.2%)	41 (6.2%)	15 (2.3%)	440 (66.7%)
Total	164 (24.8%)	227 (34.4%)	177 (26.8%)	57 (8.6%)	35 (5.3%)	660 (100%)

Entre 220 **(33,3%)** crianças com baixo peso à nascença, 61 **(9,2%)** tinham peso normal, enquanto 70 **(10,6%)** estavam moderadamente subnutridas e 16 **(2,4%)** estavam gravemente subnutridas. As crianças com peso normal à nascença eram 440 **(66,7%),** entre as quais 103 **(15,6%)** tinham peso normal, 227 **(34,4%)** tinham subnutrição ligeira e 35 **(5,3%)** tinham subnutrição muito grave. A relação entre o baixo peso à nascença e a desnutrição é estatisticamente significativa. Qui-quadrado = 24,001,df=4, p < 0,001

Quadro 26: Relação da malnutrição com o sexo da criança

Sex	Malnutrition grades according to IAP					Total
	Normal	Grade 1	Grade 2	Grade 3	Grade 4	
Male	102 (15.5%)	87 (13.2%)	94 (14.2%)	32 (4.8%)	21 (3.2%)	336 (50.9%)
Female	62 (9.4%)	140 (21.2%)	83 (12.6%)	25 (3.8%)	14 (2.1%)	324 (49.1%)
Total	164 (24.85)	227 (34.4%)	177 (26.85)	57 (8.6%)	35 (5.3%)	660 (100%)

Entre o total de 336 crianças do sexo masculino, 102 tinham peso normal, enquanto 87 eram de grau 1, 94 eram de grau 2, 32 eram de grau 3 e 21 eram de grau 4 de subnutrição, respetivamente. Entre as crianças do sexo feminino, 62 tinham peso normal, enquanto 140 tinham desnutrição de grau 1, 83 tinham desnutrição de grau 2, 25 tinham desnutrição de grau 3 e 14 tinham desnutrição de grau 4, respetivamente. A relação entre o sexo da criança e a subnutrição é estatisticamente significativa. (Qui-quadrado = 24, df=4, p < 0,001).

Quadro 27: Relação da malnutrição com o estado de imunização

Immunization Status	**Malnutrition grades according to IAP**					**Total**
	Normal	**Grade 1**	**Grade 2**	**Grade 3**	**Grade 4**	
Fully Immunized	152 (23%)	200 (30.3%)	126 (19.1%)	45 (6.8%)	10 (1.5%)	533(80.8%)
Partially Immunized	12 (1.8%)	27 (4.1%)	51 (7.7%)	12 (1.8%)	25 (3.8%)	127 (19.2%)
Total	164 (24.8%)	227 (34.4%)	177 (26.8%)	57 (8.6%)	35 (5.3%)	660 (100%)

Observou-se que, entre 533 crianças totalmente imunizadas, 152 tinham peso normal, 200 eram de grau 1, 126 de grau 2, 45 de grau 3 e 10 de grau 4 de subnutrição, respetivamente. Enquanto que entre 127 crianças parcialmente vacinadas, 12 tinham peso normal, 27 de grau 1, 51 de grau 2, 12 de grau 3 e 25 de grau 4 de subnutridas, respetivamente. A relação entre o estado de imunização da criança e a subnutrição é estatisticamente significativa. (Qui-quadrado = 94,78, df=4,p< 0,001).

Quadro 28: Relação da subnutrição com o estatuto socioeconómico

SES	Malnutrition grades according to IAP					Total
	Normal	Grade 1	Grade 2	Grade 3	Grade 4	
Upper	11 (1.7%)	0 (0%)	0 (0%)	0 (0%)	0 (0%)	11 (1.7%)
Upper middle	26 (3.9%)	0 (0%)	11 (1.7%)	0 (0%)	0 (0%)	37 (5.6%)
Lower middle	59 (8.9%)	39 (5.9%)	36 (5.5%)	13 (2%)	25 (3.8%)	172 (26.1%)
Upper lower	68 (10.3%)	188 (28.5%)	117 (17.7%)	44 (6.7%)	10 (1.5%)	427 (64.7%)
Lower	0 (0%)	0 (0%)	13 (2%)	0 (0%)	0 (0%)	13 (2%)
Total	164 (24.8%)	227 (34.4%)	177 (26.8%)	57 (8.6%)	35 (5.3%)	660 (100%)

Na classe alta do estudo, todas as crianças tinham peso normal. Na classe média alta, 26 (3,9%) tinham peso normal e 11 (1,7%) sofriam de malnutrição de grau 2. Na classe média baixa, 59 crianças (8,9%) tinham peso normal, 39 (5,9%) de grau 1, 36 (5,9%) de grau 3, 13 (2%) de grau 3 e 25 (3,8%) de desnutrição de grau 4, respetivamente. Na classe baixa alta, 68 crianças (10,3%) tinham peso normal, 188 (28,5%) de grau 1, 177 (17,7%) de grau 2, 44 (6,7%) de grau 3 e 10 (1,5%) de desnutrição de grau 4, respetivamente. Na classe baixa, todas as crianças apresentavam desnutrição de grau 2.

Quadro 29: Distribuição do estado de morbilidade das crianças no último mês

Characteristics		Frequency	Percent
Fever	Yes	163	24.7
	No	497	75.3
	Total	660	100.0
Throat pain	Yes	13	2.0
	No	647	98.0
	Total	660	100.0
Cough	Yes	154	23.3
	No	506	76.7
	Total	660	100.0
Loose Motion	Yes	49	7.4
	No	611	92.6
	Total	660	100.0
headache	Yes	10	1.5
	No	650	98.5
	Total	660	100.0
Trouble Breathing	Yes	26	3.9
	No	634	96.1
	Total	660	100.0
Skin Rash	Yes	17	2.6
	No	643	97.4
	Total	660	100.0
ARI	Yes	172	26.1
	No	488	73.9
	Total	660	100.0

Entre as crianças inquiridas, verificou-se que a febre estava presente em 163 **(24,4%)**, a dor de garganta estava presente em 13 **(2%)**, a tosse estava presente em 154 **(23,3%)**, o movimento solto estava presente em 49 **(7,4%)**, a dor de cabeça estava presente em 10 **(1,5%)**, a respiração perturbada estava presente em 26 **(3,9%)**, a erupção cutânea estava presente em 17 **(2,6%)**, a IRA 172 **(26,1%)** respetivamente no último mês.

Tabela: 30 Relação da presença de pelo menos uma condição mórbida (no último mês) com estado de imunização

At least one morbidity condition	Immunization status		Total
	Fully Immunized	**Partially immunized**	
Yes	363 (55%)	59 (8.9%)	422 (63.9%)
No	166 (25.2%)	72 (10.9%)	238 (36.8%)
Total	529 (80.2%)	131(19.8%)	660(100%)

Observou-se que 422 **(63,9%)** crianças com pelo menos uma condição de morbidade, 363 **(55%)** estavam totalmente vacinadas e 59 **(8,9%)** estavam parcialmente vacinadas. Entre as crianças sem morbidade, 166 **(25,2%)** estavam totalmente vacinadas e 72 **(10,9%)** estavam parcialmente vacinadas. Esta diferença do estado de vacinação das crianças entre a presença de pelo menos uma condição de morbidade foi estatisticamente significativa. (chi quadrado=25,324, df=1, p < 0,001)

Tabela 31: História de doença médica entre as crianças

Other Condition	Frequency	Percent
No health issues	589	89.2
Tuberculosis	12	1.8
Epilepsy	32	4.8
Allergy	27	4.1
Total	660	100.0

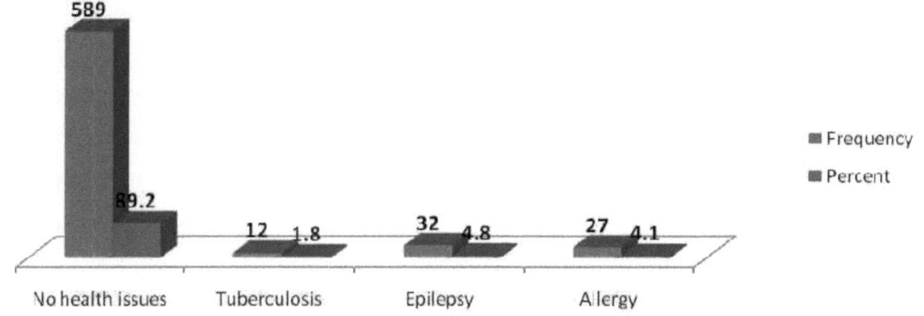

Fig. 9: Diagrama de barras da distribuição do historial de doença médica entre as crianças

Entre as crianças, 589 **(89,2%)** não tinham antecedentes de outros problemas de saúde no presente ou no passado, enquanto 12 **(1,8%)** tinham tuberculose, 32 **(4,8%)** tinham epilepsia e 27 **(4,1%)** tinham alergia.

CAPÍTULO 6

Discussão

A cobertura total da vacinação e uma nutrição adequada são importantes para as crianças porque afectam o crescimento e o desenvolvimento. No mesmo contexto, foi efectuado um estudo para determinar a imunização e o estado nutricional de crianças com idades compreendidas entre 1 e 5 anos, utilizando o método de amostragem por grupos, com uma amostra estimada de 660 crianças de bairros de lata urbanos notificados de Karimnagar.

No nosso estudo, a distribuição etária das crianças com menos de cinco anos foi diferente nos diferentes grupos etários, com uma média de idade de 34,53 ± 13,8 meses. A média foi de 32,6% em ≤ 24 meses, 21,8% no grupo etário de 25 - 36 meses, 27,3% no grupo etário de 37 - 48 meses e 18,3% entre > 49 meses, 50,9% das crianças eram do sexo masculino e 49,1% do sexo feminino.

Num estudo semelhante efectuado por Raman D. et al. em bairros de lata, utilizou-se a técnica de amostragem por grupos de 30 crianças. Em cada grupo, foram selecionadas aleatoriamente 15 crianças. A distribuição etária das crianças com menos de cinco anos era quase igual em todos os grupos etários, sendo que cada grupo etário abrangia cerca de um quarto das crianças. Cerca de 54,22% das crianças eram do sexo masculino e 45,78% do sexo feminino, o que é semelhante ao nosso estudo.[(43)] A diferença na distribuição das crianças em todos os grupos etários no nosso estudo pode dever-se ao facto de a amostra ser maior, com 22 crianças em cada grupo.

No presente estudo, das 660 crianças, 529 (80,2%) estavam totalmente vacinadas e 131 (19,8%) estavam parcialmente vacinadas.

Este resultado não é muito semelhante ao resultado obtido para a cobertura nacional de imunização, conforme relatado no NFHS-3 (2004-2005), que mostra que apenas 46% das crianças estão totalmente imunizadas em Andhra Pradesh (51,2% em áreas urbanas e 42,9% em áreas rurais).[(6)] o nosso resultado é incoerente com o resultado do NFHS devido à seleção de grupos heterogéneos e à melhoria das instalações de imunização nos últimos 10 anos.

(7)De acordo com o DLHS (2007-2008), a cobertura vacinal em Andhra Pradesh é de 67,1% (73,2% em zonas urbanas e 65% em zonas urbanas), o que é quase semelhante aos resultados do nosso estudo.

Num estudo semelhante realizado em 2001 por Malini Kar et al. em bairros de lata urbanos do sul de Deli, verificou-se que 69,3% das crianças estavam totalmente vacinadas e 15,7% estavam parcialmente vacinadas. (31)Num estudo realizado por Baliga et al. na zona urbana da cidade de Belgam, 79,5% das crianças estavam completamente vacinadas e 20,5% estavam parcialmente vacinadas.(44)

No nosso estudo, verificou-se que 336 crianças eram do sexo masculino, das quais 79,16% estavam totalmente vacinadas e 20,1% estavam parcialmente vacinadas. O número de crianças do sexo feminino foi de 324, das quais 81,17% estavam totalmente vacinadas e 18,82% estavam parcialmente vacinadas. Contrariamente à crença habitual de que as crianças do sexo feminino são normalmente negligenciadas e não são totalmente vacinadas, no nosso estudo encontrámos uma diferença que não foi estatisticamente significativa.

Uma tendência semelhante é observada no estudo de Nirupam et al, que revelou que 39% dos homens e 30% das mulheres estavam totalmente imunizados. (45)No estudo de Vilas R. et al, o estado de imunização dos rapazes era melhor do que o das raparigas. Verificou-se que 81,08% dos rapazes e 75,76% das raparigas estavam totalmente vacinados.(46)

No presente estudo, 285 crianças de primeira ordem de nascimento, entre as quais 87,71% estavam totalmente imunizadas e 12,28% parcialmente imunizadas. Crianças com ordem de nascimento de segundo 293, das quais 79,52% foram totalmente imunizadas e 20,47% foram parcialmente imunizadas. Das 82 crianças de terceira ordem de nascimento, 56,09% estavam totalmente vacinadas e 43,9% estavam parcialmente vacinadas. Esta diferença do estado de vacinação das crianças entre as ordens de nascimento foi considerada significativa.

Num estudo efectuado por Joseph L et al.

O objetivo deste estudo foi identificar e explorar os factores associados às desigualdades na vacinação de rotina das crianças na Índia. Verificaram-se desigualdades significativas na vacinação infantil com base em vários factores relacionados com o indivíduo, como o sexo e a ordem de nascimento. [47]

No estudo atual, 86,5% das crianças hindus estavam totalmente vacinadas e 13,48% parcialmente vacinadas, enquanto 66,03% das crianças muçulmanas estavam totalmente vacinadas e 33,96% parcialmente vacinadas. Entre os cristãos, 90% estavam totalmente vacinados e 10% estavam parcialmente vacinados. Esta diferença do estado de vacinação das crianças entre as religiões foi considerada significativa.

No estudo efectuado por Chaudary et al, entre os hindus 67,5% estavam totalmente imunizados e entre os muçulmanos 44% estavam totalmente imunizados.[35] No estudo de Vilas R. et al, 81,44% das crianças hindus estavam totalmente vacinadas e 74,19% das crianças muçulmanas estavam totalmente vacinadas. [46] As conclusões são comparáveis aos resultados do nosso estudo.

No nosso estudo, observámos que 79,51% das crianças estavam totalmente vacinadas e 20,48% estavam parcialmente vacinadas em famílias nucleares, entre as crianças de famílias conjuntas 47,82% estavam totalmente vacinadas e 52,17% estavam parcialmente vacinadas, em famílias de três gerações 91,25% estavam totalmente vacinadas e 8,75% estavam parcialmente vacinadas. Os valores foram considerados estatisticamente não significativos.

Noutro estudo realizado por P. Chhabra et al., foi obtido um resultado semelhante: a criança nascida numa família nuclear (46,3%) tem mais hipóteses de ser totalmente vacinada do que numa família conjunta (40,5%).[39] O resultado é contraditório com o nosso estudo devido à utilização de amostragem aleatória sistemática.

Noutro estudo realizado por Ray et al, verificou-se que 85% das crianças das famílias nucleares e 15% das crianças de famílias mistas foram totalmente vacinadas.[48]

No estudo recente, todas as crianças da classe alta, da classe média alta e da classe baixa estavam totalmente vacinadas. Nas crianças da classe média baixa, 73,83% estavam totalmente vacinadas e 26,16% estavam parcialmente vacinadas. Na classe baixa alta, 79,85% estavam totalmente vacinadas e 20,14% estavam parcialmente vacinadas. A diferença do estado de imunização entre os vários grupos socioeconómicos não foi significativa. Os serviços de vacinação são acessíveis a todas as crianças, independentemente do seu estatuto socioeconómico.

Num estudo realizado por Vilas et al, apenas 62,75% e 82,35% das crianças das classes V e IV, respetivamente, estavam totalmente vacinadas, em comparação com 90,48%, 100% e 100% das crianças das classes III, II e III, respetivamente. A análise estatística revelou claramente uma relação significativa entre o estatuto socioeconómico e o estatuto de vacinação. [46] Os resultados do nosso estudo são discretos e podem dever-se à amostragem da população urbana.

No estudo realizado por P. Chhabra et al, verificou-se que entre as famílias que pertenciam ao estatuto socioeconómico médio, 59,2% das crianças estavam totalmente imunizadas e 40,8% das crianças não estavam totalmente imunizadas. [39]

No estudo realizado por Malini et al, entre as famílias que pertencem ao estatuto socioeconómico mais baixo, 73,5% estavam totalmente imunizadas, enquanto 26,5% não estavam totalmente imunizadas. [31]

Num estudo realizado por V. Hanmanta, as crianças com um estatuto socioeconómico mais elevado foram significativamente imunizadas (76,19%) em comparação com crianças de estatuto socioeconómico médio e baixo, ou seja, 69,57% e 60,08%, respetivamente.[49]

No nosso estudo, (35,9%) pais eram analfabetos, os seus filhos (74,26%) estavam totalmente vacinados e (25,74%) estavam parcialmente vacinados. Entre os pais com escolaridade até graduação/pós-graduação e profissão/honorários, todos os seus filhos (100%) estavam totalmente vacinados. Os pais que estudaram até o ensino fundamental foram (12,4%), seus (87,5%) filhos estavam totalmente vacinados e (12,5%) estavam parcialmente vacinados. Os pais que cursaram até o ensino médio representaram (16,1%) e seus filhos (77,35%) estavam totalmente vacinados e (22,65%) estavam parcialmente vacinados. Entre os pais que cursaram o ensino médio (16,8%), as crianças com vacinação completa eram (76,57%) e parcialmente vacinadas (23,43%). A diferença entre a escolaridade do pai e a situação vacinal foi significativa na análise de regressão logística.

No estudo efectuado por P. Chhabra et al, entre os pais que não eram alfabetizados, 34,4% das crianças estavam totalmente vacinadas; entre os pais que tinham instrução até ao ensino primário, 3,7% estavam totalmente vacinados e entre os pais que tinham mais do que o ensino primário, 45,7% estavam totalmente vacinados. Os pais alfabetizados têm 1,04 vezes mais probabilidades de vacinar totalmente os seus filhos.[39]

Num estudo de Vilas et al, a diferença entre os estados de imunização dos filhos de pais com diferentes níveis de educação não foi estatisticamente significativa, mesmo os filhos de pais analfabetos (70,59%) estavam totalmente imunizados e os filhos de pais com pós-graduação (90%) estavam totalmente imunizados.[46]

No nosso estudo, 28,5% das mães eram analfabetas, 75% das dos seus filhos estavam totalmente vacinados e 25 % estavam parcialmente vacinados. Todas as crianças de mães com licenciatura e pós-graduação e profissão/honoradas estavam 100% totalmente vacinadas. Entre as crianças de mães com ensino primário, 75,5% estavam totalmente vacinadas e 24,5% estavam parcialmente vacinadas. Entre as crianças de mães com ensino médio, 77,8% estavam totalmente vacinadas e 22,13% estavam parcialmente vacinadas.

No estudo efectuado por Choudary et al, entre as mães alfabetizadas 67,63% das crianças estavam totalmente vacinadas e entre as mães não alfabetizadas 67,63% das crianças estavam totalmente vacinadas.(35)

Um estudo realizado por Mabrouka et al revelou que, entre as mães instruídas, a percentagem de crianças completamente imunizadas era de 71,4%, enquanto que entre as mães analfabetas era de 88,3%, mas a diferença não era estatisticamente significativa. (50)

Não houve uma relação significativa entre o estado de imunização e o nível de escolaridade da mãe no presente estudo, em comparação com outros estudos que concluíram que a escolaridade materna era um fator preditivo significativo da integralidade da imunização, uma vez que as mães com um elevado nível de escolaridade estarão mais conscientes da gravidade desta questão. Este papel do conhecimento materno como um determinante importante da cobertura vacinal foi demonstrado por vários investigadores(39,51) . A possível explicação para esta discordância pode dever-se a uma amostra de menor dimensão.

No estudo de P. Chhabra, a educação da mãe é um fator significativo para a imunização completa.(39)

No presente estudo, 96,2% das mães consideraram que a vacinação é benéfica, 78% das suas crianças estavam totalmente vacinadas e 22% estavam parcialmente vacinadas. O conhecimento sobre a conclusão da vacinação ao fim de 12 meses a partir do nascimento da criança era conhecido por 82,4% das mães, as suas crianças 82,35% estavam vacinadas e 17,65% estavam parcialmente vacinadas. As que não tinham conhecimento sobre o prazo de conclusão, 69,8% estavam totalmente vacinadas e 30,2% estavam parcialmente vacinadas. A diferença na percentagem das várias categorias de conhecimento não foi considerada estatisticamente significativa. Isto pode dever-se ao facto de os pais estarem mais sensibilizados para a importância da vacinação.

Manjunath et al realizaram um estudo semelhante sobre os conhecimentos e as percepções das mães acerca do programa de imunização de rotina numa zona semi-urbana do Rajastão e verificou-se que a maioria das mães expressou atitudes favoráveis e satisfação relativamente ao programa. Embora muitas estivessem conscientes da importância da vacinação em geral, a informação específica sobre a importância de cumprir o calendário e os conhecimentos sobre as doenças evitáveis por vacinação, para além da poliomielite, era muito limitada. Obstáculos, concepções erradas e crenças entre as mães de crianças parcialmente vacinadas e falta de informação entre o grupo não vacinado foram as principais razões para a não vacinação.(52)

Num estudo realizado por Mabrouka A.M et al., 161 mães (80,5%) manifestaram uma atitude favorável em relação ao programa de vacinação. Uma atitude positiva foi significativamente mais associada a um melhor estado de imunização, 86,33% estavam totalmente imunizadas e 13,66% estavam parcialmente imunizadas, do que uma atitude negativa (medo da mãe e falsa crença sobre a imunização) em que 58,97% estavam totalmente imunizadas e 41,02% estavam parcialmente imunizadas. (50)

No nosso estudo, a razão para a imunização parcial de 131 indivíduos foram principalmente a doença da criança (58,77%) e o facto de estar fora de casa na altura da vacinação (22,137%). Razões como o desconhecimento da necessidade de vacinação, a falta de tempo ou o facto de estar ocupado com outro trabalho representam 9,92% e 9,16%, respetivamente. Os pais consideraram que a doença da criança era uma contraindicação para a vacinação da criança e, por isso, a criança não foi vacinada.

No estudo efectuado por Mathew et al, as principais razões para a não imunização das crianças foram a migração para a sua aldeia natal (26,4%); problemas domésticos (9,6%); o centro de imunização situava-se demasiado longe da sua casa (9,6%); a criança não se sentia bem na altura da vacinação (9%). Cerca de 12% das mães não souberam indicar qualquer motivo para a não vacinação.(53)

Bholanath et al afirmaram que as razões mais comuns para a imunização parcial das crianças eram a indisponibilidade de ambos os pais (17,2%) para satisfazer as necessidades da criança, uma vez que estavam preocupados com actividades de subsistência.

Outras razões foram a visita ao local de origem (14,7%), o descuido (11,7%), a apreensão devido à doença da criança em resultado da vacinação (11,7%) e a falta de conhecimentos (10,4%).[30]

Estas variações nas razões para a não vacinação em diferentes áreas e em diferentes estudos podem provavelmente dever-se a variações na literacia, variações sócio-demográficas em diferentes localizações geográficas, disponibilidade de instalações de saúde, eficiência dos serviços de vacinação, falta de supervisão e sistemas de monitorização da saúde em todo o país.

No presente estudo, verificou-se que 92,97% das crianças foram totalmente imunizados que residem a menos de 2 km do centro de imunização, enquanto apenas 21,84% foram totalmente imunizados, que residem a mais de 2 km do centro de imunização. Esta diferença do estado de vacinação das crianças entre as distâncias do centro de vacinação foi considerada significativa.

Num estudo realizado por M. Rahman sobre os factores que afectam a aceitação da cobertura completa de vacinação das crianças com menos de cinco anos nas zonas rurais do Bangladesh, as mulheres que afirmaram que havia uma unidade de saúde nas proximidades mostraram que 70,1% das crianças estavam totalmente vacinadas, em comparação com 54,8% que afirmaram que não havia nenhuma unidade de saúde nas proximidades.[54]

Num estudo realizado no distrito de Udaipur, no Rajastão, por Mohan et al, verificou-se uma relação entre o estado de vacinação das crianças (< 5 anos de idade) e a distância do seu agregado familiar ao centro de cuidados de saúde primários mais próximo. A taxa de vacinação completa foi de 55% para agregados familiares a <1 km de distância, 47% para distâncias de 1-2 km, 32% para distâncias de 2-7 km e 30% para >7 km dos centros de saúde.[55]

No nosso estudo, entre as crianças inquiridas, 30,9% encontravam-se bem nutridas, 30,3% estavam em risco de desnutrição, 37,1% apresentavam desnutrição aguda moderada e 1,7% apresentavam desnutrição aguda grave, de acordo com os resultados da medição do perímetro do braço.

Num estudo efectuado por Das et al. obtém-se um resultado semelhante em crianças em idade pré-escolar, a avaliação nutricional de acordo com a circunferência média do braço, a taxa de prevalência de desnutrição ligeira foi de 30,20% e a desnutrição grave foi de 2,20%.(56)

Um estudo realizado nos bairros de lata do distrito de Agra por Chaturvedi et al, que revelou que o número máximo de crianças (46,8%) tinha um MUAC superior a 13,5 cm, classificado como normal, enquanto cerca de metade das crianças (53,2%) estavam subnutridas, com um MUAC inferior a 13,5 cm.(57)

Noutro estudo realizado por Maiti S et al, verificou-se que a taxa combinada de subnutrição global por idade era de 18,96%, a subnutrição moderada era mais elevada entre os rapazes (16,08% vs 14,11%), mas o valor das raparigas era mais elevado no caso da subnutrição grave (3,28% vs 4,35%).(58)

No nosso estudo, a avaliação nutricional das crianças também foi avaliada utilizando a classificação da Academia Indiana de Pediatria, tendo-se verificado que 24,8% das crianças eram normais, enquanto que nos graus de desnutrição ligeira, moderada, grave e muito grave a percentagem de crianças desnutridas era de 34,4%, 26,8%, 8,6% e 5,3%, respetivamente.

Num estudo efectuado por Kavita et al. nos bairros de lata de Varanasi, revelou-se que, entre as crianças em idade pré-escolar com idades compreendidas entre 1 e 5 anos, a prevalência de PEM, conforme rastreada pelos critérios de peso para a idade utilizando a classificação IAP, era de 63,3%, o que é muito semelhante ao nosso estudo. (59)

O estudo de Shanti et al revelou que, nos bairros de lata de Vadodara, 63% das crianças eram normais, 41% de grau 1, 20% de grau 2 e 2% de grau 3 ou superior de subnutrição, respetivamente, de acordo com a classificação IAP.(60)

Num estudo recente, verificou-se que 33,3% dos bebés

tinham baixo peso à nascença, entre os quais 27,7% eram normais, 24% tinham desnutrição ligeira, 31% tinham desnutrição moderada e 7,27% tinham desnutrição grave e 9% tinham desnutrição grave. A relação entre os graus de desnutrição (classificação IAP) e o BPN foi estatisticamente significativa (p < 0,001).

Num estudo realizado por Sathyanath et al, a maioria das 109 (81,95%) crianças com menos de 5 anos inquiridas nasceu com peso normal (>2,5 kg). A prevalência de subnutrição era mais elevada entre as crianças nascidas com baixo peso, sendo 75% subnutridas entre as crianças com baixo peso à nascença, em comparação com 60,6% das 109 crianças com peso normal à nascença.[(61)]

Num estudo realizado por Ratnu et al., o baixo peso à nascença (LBW) aumenta as probabilidades de subnutrição na infância. Um estudo efectuado em Omã por Alasfoor, et al. 2007 constatou um aumento das probabilidades (OR=5,8) de ter peso a menos nas crianças com BPN.[(62)]

No nosso estudo, entre as crianças do sexo masculino, 30% tinham peso normal, 25% eram de grau 1, 27,9% eram de grau 2, 9,52% eram de grau 3 e 6,25% eram de desnutrição de grau 4, respetivamente, em referência à classificação do IAP, entre as crianças do sexo feminino 19,13% tinham peso normal, enquanto 43,2% eram de grau 1, 25,61% eram de grau 2, 7,71% eram de grau 3 e 4,32% eram de desnutrição de grau 4, respetivamente, da classificação do IAP. A relação entre o sexo da criança e a desnutrição é estatisticamente significativa (p < 0,001).

Num estudo realizado por Ali Jafar et al, verificou-se que as crianças totalmente vacinadas tinham um melhor estado de nutrição. Foi encontrada uma associação significativa entre o estado de imunização da criança em idade pré-escolar e o baixo peso (p<0,005). O estudo indicou que a maioria das crianças estava subnutrida e que a maior parte delas não estava imunizada. Isto sugere que a vacinação infantil, para além de ser uma intervenção importante para reduzir a mortalidade infantil, pode ser considerada uma ferramenta para atenuar a subnutrição.[(63)]

No nosso estudo, verificou-se que havia um número significativo de relação entre o estado de imunização e o estado nutricional. Entre as crianças normais, 92% das crianças estavam totalmente vacinadas e apenas 7,31% estavam parcialmente vacinadas. Nas crianças com nutrição ligeira, 88,1% estavam totalmente vacinadas e 11,8% estavam parcialmente vacinadas. As crianças com desnutrição moderada 71% estavam totalmente vacinadas e 28,6% estavam parcialmente vacinadas. Nas crianças com desnutrição grave, 78,5% foram totalmente vacinadas e 21,5% foram parcialmente vacinadas e entre as crianças com desnutrição muito grave, 28% foram totalmente vacinadas e 71% foram parcialmente vacinadas.

Um resultado semelhante foi obtido num estudo efectuado por Abedi et al., em que os parâmetros do estado nutricional foram analisados em função do estado de imunização das crianças, tendo-se observado que as crianças totalmente imunizadas apresentavam um melhor estado nutricional. (64)

Das et al, no Bangladesh, estudaram crianças com idades compreendidas entre os 12 e os 59 meses e observaram que, nas crianças que não receberam qualquer vacina, mais de um quinto e dois quintos apresentavam subnutrição grave e moderada. Além disso, a proporção de peso a menos foi significativamente mais elevada entre as crianças parcialmente vacinadas (60%) do que entre as crianças totalmente vacinadas (52%). [(65)]

Do mesmo modo, Ray, em Siliguri, estudou 316 crianças (com menos de 5 anos) e encontrou uma prevalência significativamente mais elevada de crianças subnutridas entre as crianças parcialmente imunizadas e não imunizadas (81,25% e 88,23%) em comparação com as crianças totalmente imunizadas (62,07%).[(66)] Isto implica que as crianças parcialmente imunizadas e não imunizadas corriam um maior risco de subnutrição, uma vez que não estavam protegidas contra as doenças evitáveis por vacinação, incluindo o sarampo, contribuindo para o ciclo vicioso da subnutrição e da infeção. Os resultados destes estudos corroboram bem os do presente estudo. A vacinação proporciona proteção contra a morbilidade, o que, a longo prazo, melhora o estado de nutrição, uma vez que as doenças repetidas conduzem à deterioração da saúde.

No presente estudo, verificou-se que 100% das crianças da classe alta tinham peso normal e 100% das crianças da classe média alta e da classe baixa estavam moderadamente subnutridas. Enquanto as crianças da classe média alta 70,3% tinham peso normal e 29,7% estavam moderadamente subnutridas. Entre as crianças da classe média baixa, 34,3% tinham peso normal e 14,53% estavam gravemente subnutridas. Enquanto as crianças da classe baixa alta 15% tinham peso normal, 44% eram de grau 1, 27,4% de grau 2, 10,3% de grau 3 e 2,34% de grau 4 de desnutrição, respetivamente, de acordo com a classificação de desnutrição da IAP.

Num estudo efectuado por Damor et al, verificou-se que 0,89% das crianças da classe alta, 10,45% da classe média alta, 28,44% da classe média baixa, 42,8% da classe baixa alta e 17,33% da classe baixa estavam subnutridas, respetivamente, o que foi considerado estatisticamente significativo. O resultado é incoerente com o resultado do nosso estudo, o que pode dever-se à adoção de critérios diferentes para classificar a subnutrição e à diferença no tamanho da amostra. [(43)]

No presente estudo, observou-se que 63,9% das crianças tinham pelo menos uma condição mórbida, como febre, IRA, diarreia, etc., das quais 86% estavam totalmente vacinadas e 14% estavam parcialmente vacinadas. As crianças sem qualquer condição de morbilidade, entre as quais 69,74% estavam totalmente vacinadas e 30,2% estavam parcialmente vacinadas. Esta diferença do estado de imunização das crianças entre a presença de pelo menos uma condição de morbilidade foi estatisticamente significativa ($p < 0,001$).

Num estudo efectuado por A.M. Elizabeth e Sherin Raj, verificou-se que a prevalência de IRA era significativamente mais elevada entre as crianças (3,9%) que não tinham recebido o esquema de vacinação completo do que entre as que tinham recebido o esquema de vacinação completo (2,0%). Também se verificou que a prevalência de diarreia era significativamente mais elevada (13,8%) entre as crianças que não tinham recebido a vacinação completa do que entre as que receberam o esquema de vacinação completo (9,6%). A prevalência de febre era mais elevada (17,8%) entre as crianças que não receberam o esquema de vacinação completo do que entre as crianças com menos de 5 anos que receberam o esquema de vacinação completo. [67] O presente estudo apresenta um resultado inverso, talvez porque os indivíduos da amostra pertenciam a uma zona de bairros degradados, onde a morbilidade é um pouco mais elevada do que noutras zonas residenciais.

CAPÍTULO 7

Limitações

As limitações do estudo incluem as inerentes à conceção da investigação utilizada. Para um estudo transversal, não é possível determinar uma relação de causa e efeito, uma vez que seria necessário um estudo longitudinal para avaliar a relação entre o estado nutricional e a imunização.

As respostas dos pais serão sempre susceptíveis de sofrerem um enviesamento de memória, especialmente no que se refere à altura da vacinação, quando o cartão de vacinação não está disponível; a informação necessária baseia-se apenas no historial do inquirido. Este viés de memória também se aplica aos sintomas sentidos pela criança durante o último mês. Tentou-se minimizar o elemento de enviesamento da memória utilizando o calendário de eventos locais e correlacionando-o com as festas locais.

Uma avaliação pontual não revelará o estado geral real da saúde e da nutrição da criança; é necessário um acompanhamento regular e uma observação repetida ao longo de diferentes períodos de tempo. Por isso, devem ser feitos esforços para avaliar a saúde, a nutrição e a imunização em intervalos regulares.

A utilização da metodologia de amostragem por conglomerados para avaliar a cobertura da vacinação conduz a um potencial enviesamento devido à seleção de conglomerados heterogéneos, não selecionando as casas de forma aleatória e sendo amostradas todas as amostras elegíveis no agregado familiar.

CAPÍTULO 8

Recomendações

A consciencialização sobre as doenças evitáveis por vacinação e o papel da imunização devem ser dados juntamente com os programas de pulso da poliomielite.

Os pais devem ser informados sobre a importância dos registos de imunização e o seu papel na saúde da criança.

As mães devem ser educadas e sensibilizadas para a imunização da criança no próprio período pré-natal.

Assegurar serviços de vacinação regulares a horas fixas e em locais próximos e bem servidos de meios de transporte.

Revitalizar e reforçar os serviços de vacinação, em especial no que se refere aos pais analfabetos, às famílias com estatuto socioeconómico inferior ou às zonas de difícil acesso.

Abordar as questões relacionadas com os maus serviços de vacinação, como os obstáculos e a falta de sensibilização ou de motivação, através de intervenções de comunicação para a mudança de comportamentos concebidas por profissionais.

As razões para a imunização parcial/não imunização são evitáveis através do aumento da consciencialização sobre as doenças evitáveis por vacinação e do reforço dos serviços de imunização.

A utilização dos meios de comunicação social, como a televisão e a rádio, deve ser mais eficaz para fornecer informações sobre os serviços de vacinação.

É preciso enfatizar a conscientização sobre o momento certo da imunização e a manutenção dos cartões de imunização.

Para reduzir a taxa de abandono da BCG para o sarampo, o sistema de rastreio da mãe e da criança, que está atualmente a ser implementado nas zonas rurais ao abrigo do NRHM, também deve ser adotado nos bairros de lata urbanos.

Devem ser realizados mais estudos qualitativos para encontrar as razões para a imunização parcial ou não imunização, a fim de determinar os factores que influenciam a imunização.

O estado de imunização precisa de ser melhorado através da educação e do aconselhamento dos pais e prestadores de cuidados relativamente às imunizações e aos equívocos associados, tal como observado no estudo.

Tendo em conta a saúde das crianças nos bairros de lata urbanos de Karimnagar, foram feitas as seguintes recomendações.

As morbilidades e a subnutrição foram comuns no presente estudo, juntamente com a falta de higiene pessoal nos bairros de lata. Por isso, há que cuidar destas crianças através de medidas preventivas primordiais e primárias, como a educação para a saúde. A este respeito, não só os pais mas também a escola devem receber formação adequada.

As autoridades locais devem concentrar-se nas medidas de saneamento e limpeza dos bairros de lata.

Devem ser efectuadas modificações dietéticas adequadas para garantir o aumento da ingestão de calorias e proteínas de acordo com as recomendações. A monitorização do crescimento deve ser obrigatória para todas as crianças com menos de cinco anos e as mães devem ser ensinadas sobre a importância de controlos regulares do peso e do tratamento precoce das crianças doentes para evitar o ciclo vicioso infeção-desnutrição-infeção.

Abordagem multifacetada, como a suplementação nutricional, a reabilitação nutricional e, por último, mas não menos importante, a educação nutricional.

A avaliação regular da saúde e da nutrição das crianças em idade escolar , com vista à sua deteção e tratamento precoces, deve ser mais pressionada. Devem ser efectuadas medições regulares da altura e do peso na escola, para que se possa controlar regularmente o desenvolvimento das crianças.

Há uma necessidade urgente de reforçar o programa de imunização existente entre as comunidades marginalizadas, como as que residem nos bairros de lata urbanos. Deve ser dada especial ênfase ao aconselhamento correto e adequado dos pais sobre os vários benefícios da imunização.

O papel da literacia e da educação das mulheres na utilização dos serviços de saúde infantil deve ser realçado.

Os programas de vacinação , para além de serem uma intervenção importante para reduzir a mortalidade infantil, podem ser considerados um instrumento para atenuar a subnutrição. Assim, devem ser envidados esforços no sentido de melhorar a cobertura vacinal para combater a subnutrição.

CAPÍTULO 9

Conclusão

O estudo efectuado foi um estudo transversal de base comunitária realizado nos bairros de lata urbanos notificados de Karimnagar. O principal objetivo do estudo era determinar a cobertura de imunização e o estado nutricional de crianças com idades compreendidas entre os 12 e os 60 meses. O estudo foi realizado durante um período de 11 meses, ou seja, de julho de 2013 a maio de 2014. Foram selecionados bairros de lata de acordo com a metodologia de amostragem por grupos da OMS. 660 crianças com idades compreendidas entre os 12 e os 60 meses foram incluídas na amostra, residindo nos 30 bairros de lata selecionados, com uma média de 13,97 famílias por grupo. Os dados foram recolhidos com recurso a um questionário pré-concebido e pré-testado, através de entrevistas aos pais destas crianças, após consentimento verbal dos pais.

No presente estudo, observou-se que 50,9% das crianças eram do sexo masculino e 49,1% do sexo feminino, com uma idade média de 13,97 meses. A informação foi obtida do pai (19,8%), da mãe (75,9%) e dos avós (4,3%). A maioria dos indivíduos tinha uma ordem de nascimento de 1st e 2nd , ou seja, 43,2% e 44,4%, respetivamente, e os restantes 12,4% tinham uma ordem de nascimento de 3rd . Entre os indivíduos, 61,8% eram hindus, 32,1% eram muçulmanos e 6,1% eram cristãos. A maioria pertencia à classe baixa alta 64,7% e apenas 1,7% pertenciam à classe alta e 2% à classe baixa, sendo a maioria oriunda de famílias nucleares (68,8%). O nível máximo de habilitações literárias das mães, com uma idade média de 23,79 anos, era o ensino secundário (39,7%) e o mínimo era 1,7%. A maioria das mães era dona de casa (81,8%), apenas 4,1% eram semi-qualificadas e 2% eram trabalhadoras qualificadas. Relativamente ao nível de literacia dos pais, 35,9% eram analfabetos e 1,8% tinham habilitações literárias superiores. 92,9% das crianças tinham cartão de vacinas.

O estado geral de imunização das crianças encontradas no estudo foi - 80,2% totalmente imunizadas e 19,8% parcialmente imunizadas com 100% de cobertura de BCG, OPV1 e DPT1. As razões para a vacinação parcial e para a não vacinação foram categorizadas como:

doença da criança (58,77%), desconhecimento da necessidade de vacinação (9,92%), falta de tempo ou ocupação com outro trabalho (9,16%), ausência de casa na altura da vacinação (22,13%).

A associação entre as variáveis sócio-demográficas como o sexo, a ordem de nascimento, a religião, o tipo de família, a educação do pai, o conhecimento e a atitude da mãe e a distância do centro de vacinação de casa e o estado de vacinação não foi estatisticamente significativa entre estas crianças

De acordo com a classificação de desnutrição do MUAC, 40,9% das crianças estavam desnutridas e 59,1% não estavam desnutridas. De acordo com a classificação de desnutrição do IAP, 24,85% das crianças eram normais, 34,39% eram desnutridas de grau 1, 26,82% de grau 2, 8,64 de grau 3 e 5,30% de grau 4, respetivamente.

Verificou-se que a associação entre o BPN, o sexo da criança e o estado de vacinação era significativa entre as crianças.

Entre as crianças, 63,9% apresentavam pelo menos uma condição de morbilidade e a sua relação com o estado de imunização também se revelou significativa.

"As forças naturais dentro de nós são os verdadeiros curadores da doença."

"Não fazer nada é por vezes um bom remédio."

"É muito mais importante saber que pessoa tem a doença do que que doença tem a pessoa"

Hipócrates

Bibliografia

1 . desafios na imunização global, visão e estratégia 2006-2015. Secção de Saúde do Secretariado da Liga das Nações 2006 81, (19):190-195.

2 . livro-guia do IAP no Parque de Imunização k. Academia Indiana de Pediatria, Mumbai .2011.

3. Kane M. Lasher H. The case for childhood immunization Occasional paper, No.5 Children's Vaccine Program at Path, Seattle WA, 2002disponível em:URL:www.iegindia.org/workpap/wp283.pdf

4 . Khor G L. Atualização sobre a prevalência da malnutrição entre as crianças na Ásia. 2004; 5:113-122

5. Global Immunization Vision & Strategy 2006-2015. http://www.who.int/immunization delivery/systems policy/GIVS.pdf page3.(Acedido em 15/08/09)

6. Inquérito Nacional de Saúde Familiar (NFHS-3), 2005-06: Índia, Mumbai, Instituto Internacional de Ciências da População e Macro International, 2007, (http://nfhsindia.org/nfhs3_national_report.html)

7. Instituto Internacional de Ciências da População e Macro International. 2008. Inquérito Nacional de Saúde Familiar-III, Índia, 2005-06: Andhra Pradesh. Mumbai: IIPS

8. (MOHFW), Inquérito a nível distrital sobre agregados familiares e instalações, folha de rosto Andhra Pradesh; indicadores-chave

9. Siddharth Agarwal, Shivani Taneja. All Slums are Not Equal: Child Health Conditions among the Urban Poor; Indian Pediatrics 2005; 42:233-244

10. Joya Banerjee14 de maio de 2010 Tese apresentada ao corpo docente do Departamento de Saúde Global e População da Escola de Saúde Pública de Harvard em cumprimento parcial dos requisitos para a obtenção do grau de Mestre em Ciências.

11. Mishra C.P. - Questões estratégicas na saúde infantil. IndianJ Public Health. *54:7580, 2010.*

12 . Awasthi S., Pande V.K. - Seasonal pattern ofmorbidities in pre-school slum children in Lucknow,North India. Indian Paediatrics.34: 987-993, 1997.

13. Inquérito Nacional de Saúde Familiar III. Disponível em URL: http://www.nfhsindia.org/nutrition_report_for_website_18sep09.pdf (Acedido em 30 de dezembro de 2009)

14. Prinja S, Verma R, Lal S. Role of ICDS program in delivery of nutritional

serviços e integração funcional entre anganwadi e profissionais de saúde no norte da Índia. The Internet Journal of Nutrition and Wellness 2008; 5(2).

15. Plotkin S, Orenstein W, Offit P. Vaccines.6th Edition, Edinburgh: Elsevier/Saunders; 2013.

16. Publicação do Governo da Índia de 1985, Universal immunization program data at a glance towards universal immunization 1990. Ministério da Saúde e do Bem-Estar Familiar.

17. Park K. Park Text Book of Preventive and Social Medicine. 21ª ed. Jabalpur: Banarsidas Bhanot Publishers; 2011.

18. UNICEF, inquérito de avaliação da cobertura 2009. Fact sheet of India (Citado em 20 de abril de 2012) Disponível em www.unicf.org/factsheets

19. UNICEF Índia - Saúde - Erradicação da poliomielite.

20. K.C. S. (2010). *An investigation in the prevalence and severity of disease under five yearchildren in Kavre* Tese de mestrado não publicada, DoHPPE , TU, Kathmandu.

21. Mutua MK, Kimani-Murage E, Ettarh RR. "Childhood vaccination in informal urban settlements in Nairobi, Kenya: who gets vaccinated?" (Vacinação infantil em aglomerados urbanos informais em Nairobi, Quénia: quem é vacinado? BMC Public Health. 2011 Jan4; 11(1):6

22. Uddin J, Koehlmoos P. T, Saha N, Unsay Khan I. Child immunization coverage in rural hard-to-reach areas of Bangladesh. Asia Pacific Journal Public health. 2009;21(1):8-11

23 . Jha N, Kumar S. Estamos a progredir no sentido da eliminação da difteria, da tosse convulsa e do tétano no Nepal? Katmandu University Medical Journal.2008; 6(4): 520-25.

24. Jean-Christophe Fotso1, Alex Chika Ezeh, Nyovani Janet Madise e James Ciera ;Progressos no sentido do objetivo de desenvolvimento do milénio para a mortalidade infantil na África Subsariana urbana: a dinâmica do crescimento populacional, imunização e acesso a água potável ;BMC Public Health 2007, 7:218

25. Basaleem HO, Al-Sakkaf KA, Shamsuddin K. "Immunization coverage and its determinants among children 12-23 months of age in Aden, Yemen "Saudi MedJ. 2010 Nov; 31(11):1221-6.

26. Adeyinka A. D, Oladimeji O, Adeyinka E. F, Aimakhu C. Uptake of Childhood Immunization among Mothers Of Under-Five In Southwestern Nigeria. O Jornal da Internet de Epidemiologia 2009; 7(7): ISSN 1540- 2614.

(www.ispub.com/uptake-of-childhood-immunization-among-mothers-de-underfive- in-southwestern-nigeria.html)

27. Robinson S. J, Burkhalter R. B, Rasmussen B, Sugiono. Low-cost on-the-job peer training of nurses improved immunization coverage in Indonesia. Bulletin of the W.H.0.2001; 79(2): 150-158.

28. Tadesse H, Deribew A, Woldie M. Avaliação exploratória dos factores que afectam a imunização infantil no distrito de Wonago, zona de Gedeo, Sul da Etiópia. Arch Med Sci. 2009; 5(2): 233-240

29. Yadav S, Mangal S, Padhiyar N, Mehta P. J, Yadav S. B. Avaliação da cobertura de imunização no bairro de lata urbano da cidade de Jamnagar. Revista Indiana de Medicina Comunitária.2006; 31(4): 300-01.

30. BholaNath, Singh V. J, Awasthi S, Bhushan V, Vishwajeet Kumar, Singh K.S. KAP Study on Immunization of Children in a City of North India - A30 Cluster Survey. 0JHAS Online Journal of Health & Allied sciences.2008; 7(1): 1-6.

31 .. MaliniKar, Reddaiah P. V, Shashi Kant Primary Immunization Status of Children in Slum Areas of South Delhi - The Challenge of Reaching the Urban Poor.Indian Journal ofCommunity Medicine 2001; 26(3): 151-54.

32. Sharma R, Desai K. V, Kavishvar A. Assessment of Immunization Status in the Slums of Surat by 15 Cluster Multi Indicators Cluster Survey Technique. Indian Journal ofcommunity Medicine. 1990; 15(4): 173-76.

33. Pradeep BS,Gangaboraiah, Usha S. Avaliação da cobertura de imunização por amostragem de garantia de qualidade de lote numa área de centro de saúde primário. The Internet Journal of Public Health 2011 Volume 1 Número 1

34. KulkarniSV, ChavanMK. Um estudo para avaliar a cobertura de imunização numa favela urbana de Mumbai pela técnica de qualidade do lote.Int J Med Public Health 2013; 3:21-5

35. Chaudary V. avaliação da cobertura de imunização primária numa área urbana da cidade de bariely utilizando a técnica de amostragem por conglomerados. njirm. 2010; 1 (4): 10

36. KhokarA, Chitkara A, TalwarR, Sachdeva TR, Rasainia SK. A study of reasons of partial immunization and non immunization among children in 1223 months from an urban community of Delhi, Indian J PrevSoc Med 2005; 36:83-6.

37 VikasBhatia, H. M. Swami, Sanjay K. Rai et al. Estado de imunização das crianças. Indian Journal of Pediatrics, abril de 2004, Volume 71, Número 4; 313-315

38. KirtiGhei, SiddharthAgarwal, Malavika A. Subramanyam, S. V. Subramanian, PhD. Jama Pediatrics, março de 2010; vol. 164;No. 3

39 . Pragti Chhabra, Parvathy Nair, Anita Gupta et al. Imunização em aldeias urbanizadas de Deli; fevereiro de 2007, Volume 74, Número 2, pp 131-134.

40. A.M. Kadri, Anjali Singh, Shikha Jain, R.G. Mahajan*e AtulTrivedi estudo sobre a cobertura da vacinação nos bairros de lata urbanos da cidade de AhmedabadHealth and Population: Perspectives and IssuesVol. 33 (1), 50-54, 2010

41. SteveL.,Steve S.,Robert S. et al.Immunization coverage cluster surveyReference Manual .Immunization; Vaccines and Biologicals WHO/IVB/04.23;June 2005

42. icdsup.nic.in/mission%20poshan.pdfl Subnutrição - Uma grave preocupação

43. Damor Raman D., Pithadia Pradeep R., Lodhiya Kaushik et al. A study on assessment of immunization status and nutritional status of under 5 children in urban slums of Jamnagarcity, Gujrat. Healthline PISSN 2239-1525 Volume 4, número 2, julho-dezembro de 2013

44. Baliga SS, Katti S, Mallapur M. Immunisation coverage in urban areas of Belgaum city. A cross sectional study. Int J Med Sci Public Health, [citado em 15 de outubro de 2014]; Online First: 18Jul, 2014.

45 . Nirupam S. Sex bias in immunization coverage in urban area of UP (Preconceito sexual na cobertura da imunização na zona urbana de UP). Indian Paediatr1990;27(4):338-41.

46 . Vilas R. Malkar, Hrishikesh Khadilakar et al. Avaliação dos factores sociodemográficos que afectam o estado de imunização das crianças no grupo etário dos 12-23 meses numa zona rural; Indian Medical Gazette - MAIO 2013, 164-169

47 Dr. Joseph L Mathew. Inequidade na imunização infantil na Índia: Uma revisão sistemática; Indian Pediatr2012;49: 203-223

48. Ray SS, Patra L, Giri AK. Avaliação da cobertura da imunização primária e dos factores determinantes associados num bairro de lata urbano da Índia Oriental; IJRRMS 2013; 3(2)

49. Hanmanta V, Prasad D. Pore. Oportunidades perdidas de imunização em menores de cinco anos na área adoptada do Centro de Saúde Urbano; 2012 ,Volume : 5,Issue : 5,Page : 436-440

50. Mabrouka A.M. Boffaraj. Conhecimentos, atitudes e práticas das mães relativamente à imunização de bebés e crianças em idade pré-escolar na cidade de Al-Beida, Líbia 2008; Egypt J Pediatr Allergy Immunol 2011;9(1):29-34

51. Odusanya OO, Alufohai EF, Meurice FP, Ahonkhai VI Determinantes da cobertura vacinal na Nigéria rural BMC Public Health 2008; 381 (8): 1471-

2458

52. U. Manjunath, RP Pareek. Conhecimentos e percepções maternas sobre o programa de imunização de rotina - um estudo numa zona semi-urbana do Rajastão Indianjournal ofMedical sciences2003 Volume: 57:4:158-163

53. Mathew JL, Babbar H, Yadav S. Razões para a não imunização de crianças num grupo urbano de baixos rendimentos no Norte da Índia. Trop Doct2002;32(3):135-8

54. Mosiur Rahman, Sarker Obaida-Nasrin, Factores que afectam a aceitação da cobertura vacinal completa de crianças com menos de cinco anos nas zonas rurais do Bangladesh Salud publica Mexvol.52 n.2 Cuernavaca Mar./Abr. 2010

55. Mohan P. Inequities in coverage of preventive child health interventions: the rural drinking water supply program and the universal immunization program in Rajasthan, India. Am J Public Health. 2005;95:241-4.

56. Ghanshyam Das , Mubashir Angolkar, Ashutosh Shrestha, Avaliação do estado nutricional de crianças em idade pré-escolar (3-5 anos) residentes na área de influência do Centro de Saúde Urbano Ram Nagar, Belgaum ;International Journal of Interdisciplinary and Multidisciplinary Studies (IJIMS), 2014, Vol 1, No.6, 147150.

57. Manish Chaturvedi 1, D Nandan2 et al. Rapid assessement of nutritional status of children in Agra district.*Indian J. Prev. Soc. Med. Vol. 37 No. 3& 4 , 2006*

58. Maiti S, De D, et al. Avaliação do estado nutricional através da circunferência do braço entre crianças abastadas. J. Nepal Paediatr; Soc;May- August, 2012/Vol 32/Issue 2

59. Kavita Baranwal, R. N. Gupta, Factors influencing the nutritional status of under 5 children in urban slums of Varanasi. Indian Journal of Community Health; Vol 21 No. 2, Vol 22 No. 1, julho de 2009 - junho de 2010.

60. Dr. Shanti Ghosh. Problemas nutricionais em crianças de bairros degradados urbanos.Indian Pediatrics 2004 ;41:682-696

61. Shreyaswi Sathyanath M. , Rashmi. Prevalência e factores de risco de subnutrição entre crianças com menos de cinco anos numa comunidade rural; NUJHS Vol. 3, No.4, December2013, ISSN 2249-7110

62. Apurvadan N Ratnu. Prevalência de subnutrição em crianças de 0-5 anos no distrito de Junagarh, Gujrat. Achhuta Menon Center for Health center Studies; Documento de trabalho n.º -5; maio de 2013

63 Ali Jafar Abedi e J.P. Srivastava. The effect of vaccination on nutritional status of pre-school children in rural and urban Lucknow; J. Acad. Indus. Res. Vol. 1(4) setembro de 2012

64 . Ali Jafar Abedi, J.P. Srivastava. The effect of vaccination on nutritional status of pre-school children in rural and urban Lucknow; J. Acad. Indus. Res. Vol. 1(4) setembro de 2012

65 . Das, S. e Hossain, M.Z. 2008. Levels and determinants of child undernutrition in Bangladesh (Níveis e determinantes da subnutrição infantil no Bangladesh). Pak. J. Statist. 24: 301-323.

66. Ray, S.K., Biswas, A.B, Gupta, S.D., Mukherjee, D., Kumar S., Biswas, B. e Joardar, G. 2000. Rapid assessment of nutritional status and dietary pattern in a municipal area. Ind. J. Commun Med. 42: 14-18.

67. A.M. Elizabeth e Sherin Raj. Impact of bio-social factors on morbidity among under five children in Odisha; Health and Population - Perspectives and Issues 35(4), 176-192, 2012.

ANEXO 1

Sl. No.	Name of notified slum	House holds	Population
1	Keerthiwada	229	914
2	B.R.R. Colony	679	3116
3	Subhasnagar	168	672
4	Ambetkarnagar	486	1944
5	Jayprakashnagar Colony	140	559
6	Karkhanagadda(opp; BT)	152	609
7	Kisannagar SC,ST Colony	308	1631
8	Durgammagadda 2	230	920
9	Kissannagar	698	2791
10	Jagjeevanrao Colony	357	1429
11	Durgammagadda 3	187	748
12	Durgammagadda 1	142	566
13	Mothajkhana 1	344	1377
14	Mothajkhana 2	262	1046
15	Ashoknagar	791	3165
16	Karkhanagadda(Gandhi Road)	686	2743
17	Weekly Market	1008	5180
18	Rajeevnagar	980	4871
19	Karkhanagadda(Harijanawada)	807	3227
20	Sahethnagar	1006	4025
21	Indiranagar	381	1903
22	Dommariwada	374	2095
23	Valmikinagar	283	1413
24	Maruthinagar	109	434
25	Maruthinagar 2	180	718
26	Medariwada	192	767
27	Ameernagar	264	1320
28	Laxminagar	364	1456
29	Kothirampur	211	843
30	Kattarampur	223	892
31	Gauthminagar	1330	5319
32	Fakeerwada	188	752
33	Kattarampur 2	511	3243
34	Sanjaynagar	65	258
35	Godamgadda	202	1127
36	Srinagar colony	125	499
37	Shivajinagar	409	1797
38	Kasmeergadda E-Seva Colony	145	580
39	Jyothinagar	324	1297
40	Kuramawada	131	523
41	Vavilapally	352	1409
42	Kothayaswada	234	935
	Total population		71113

ANEXO 2

FORMULÁRIO DE CONSENTIMENTO INFORMADO

Eu (Dr. Vikas Kaushal) estou a realizar um estudo sobre **"UM ESTUDO SOBRE A IMUNIZAÇÃO E O ESTADO NUTRICIONAL DE CRIANÇAS COM 1 - 5 ANOS DE IDADE EM FOSSAS URBANAS DA CIDADE DE KARIMNAGAR"**

Gostaria de fazer algumas perguntas sobre este tema. Peço-vos que respondam a estas perguntas da melhor forma possível. Asseguro-vos que as informações por vós fornecidas serão mantidas confidenciais.

Tem o direito de não participar neste estudo e pode desistir da sua participação em qualquer altura do estudo, sem necessidade de apresentar qualquer justificação.

Depois de ter dado o seu consentimento verbal, prosseguirei com as perguntas.

Obrigado.

ANEXO 3

Escala do estatuto socioeconómico

No nosso estudo, utilizámos a classificação de Kuppuswamy modificada para avaliar o estatuto socioeconómico. Esta classificação tem em consideração a educação do chefe de família, a ocupação do chefe de família e o rendimento mensal total de todos os membros da família.

A) EDUCATION OF THE HEAD OF THE FAMILY	SCORE
Illiterate	1
Primary School	2
Middle School	3
High School	4
Intermediate/Diploma	5
Graduate	6
Professional degree	7

B) OCCUPATION OF THE HEAD OF THE FAMILY	SCORE
Unemployed	1
Unskilled worker	2
Semi-skilled worker	3
Skilled worker	4
Clerical/shop/farm	5
Semi-professional	6
Professional	10

C)TOTAL MONTHLY INCOME OF ALL THE FAMILY MEMBERS (Rs) [for the year 2012]	SCORE
=1520	1
1521-4555	2
4556-7593	3
7594-11361	4
11362-15187	6
15188-30374	10
=30375	12

SOCIO-ECONOMIC CLASS (TOTAL SCORE: A+B+C)	CLASS
Upper (26-29)	I
Upper Middle (16-25)	II
Lower Middle (11-15)	III
Upper Lower (5-10)	IV
Lower (<5)	V

FONTE: Kumar N, Gupta N, Kishore J. Escala socioeconómica de Kuppuswamy: atualização dos escalões de rendimento para o ano de 2012]

ANEXO 4

INSTITUTO PRATHIMA DE CIÊNCIAS MÉDICAS

COMITÉ DE ÉTICA INSTITUCIONAL

Número de referência: IEC/PIMS/2012/52

Caro Dr. Vikas Kaushal,

RE: Aprovação da autorização ética para a realização de um estudo intitulado **"ESTUDO SOBRE A IMUNIZAÇÃO E O ESTADO NUTRICIONAL DAS CRIANÇAS DE 1 A 5 ANOS DE IDADE NAS FOSSAS URBANAS DA CIDADE DE KARIMNAGAR"**.

Remete-se para o título acima.

Tenho o prazer de informar que o comité de ética institucional aprovou a autorização ética do estudo acima mencionado com base nas recomendações dos membros do comité.

A validade desta autorização ética é de três anos, com efeitos a partir de 25 de outubro de 2012. Terá de solicitar a renovação da autorização ética se o estudo não estiver concluído no final desta autorização. Deverá apresentar relatórios de progresso semestrais e um relatório final aquando da conclusão do seu estudo.

MembroSecretário,

Comité de Ética Institucional (para investigação em seres humanos)

Instituto Prathima de Ciências Médicas, Karimnagar, Índia

ANEXO 5

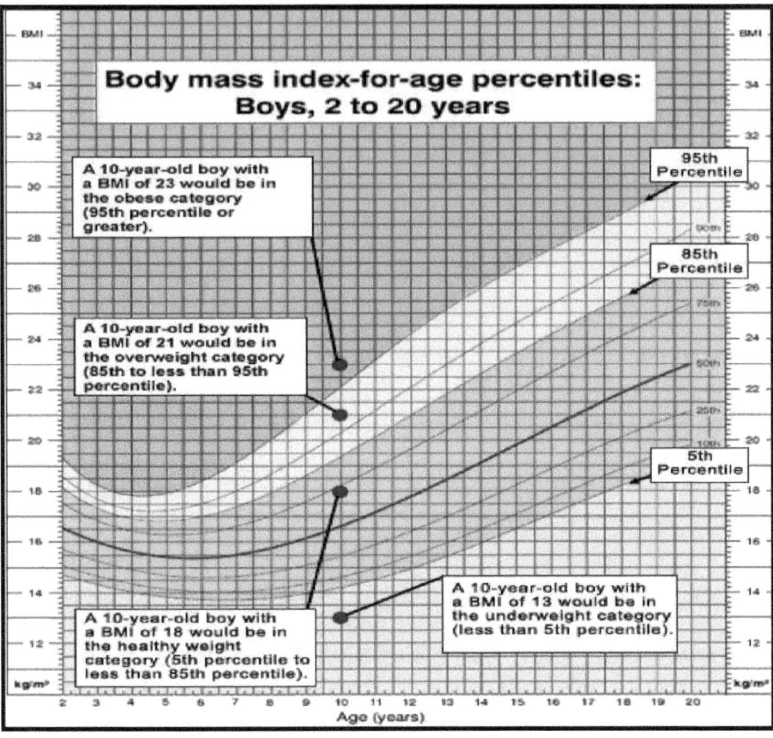

- **Menos de 5TH Percentil=** Sem peso
- **Percentil 5 a 85 =** Peso saudável
- **Percentil 85 a 95 =** Excesso de peso
- **Superior ou igual ao percentil 95 =** Obeso

ANEXO 6

NOTAS MUAC PARA A SUBNUTRIÇÃO

GRADES	Measurement in cm's	Interpretation
Grade 1	>13.5 cm	Normal –Well nourished
Grade 2	12.5 cm – 13.5 cm	Risk for acute malnutrition
Grade 3	11 cm – 12.5 cm	Moderate acute malnutrition
Grade 4	< 11 cm	Severe acute malnutrition

ANEXO 7

A desnutrição proteico-energética em crianças com menos de 5 anos pode ser avaliada medindo o peso das crianças em função da idade ou da altura e comparando com os valores de corte padrão, ou seja, a Academia Indiana de Pediatria (IAP) ou o Centro Nacional de Estatísticas da Saúde (NCHS)

A classificação da Academia Indiana de Pediatria (IAP) (peso para a idade) é utilizada por Sistema ICDS de avaliação do estado nutricional da criança nos 5 graus seguintes

GRADES	Weight for Age	Interpretation
Normal	>80%	Normal
Grade 1	71% – 80%	Mild malnourished
Grade 2	61% – 70%	Moderate malnourished
Grade 3	50% – 60%	Severe malnourished
Grade 4	<50%	Very severe malnourished

Nota: Todos os valores são considerados com referência 50th Percentil do gráfico padrão.

ANEXO 8

Questionário para o estudo do estado de imunização e do estado nutricional das crianças de 1 a 5 anos nos bairros de lata urbanos da cidade de Karimnagar

Data do inquérito:

N.º de agrupamento

Bairro de lata:

Família No:

Parte 1: Pormenores da família.

1. nome do chefe de família: Nome do informante:

   Endereço: Relação:

   Número de contacto

2. Tipo de família: Nuclear conjunta de três gerações
3. Religião: Hindu Muçulmana Cristã Outras
4. tamanho da família:
5. número de crianças no grupo etário de 1-5 anos:
6. Rendimento mensal per capita da família proveniente de todas as fontes: Rs
7. . estatuto socioeconómico da família (classificação de Kuppuswamy modificada):
8. educação do pai:________________________
9. profissão do pai: ________________________
10. educação da mãe:________________________
11. profissão da mãe: ________________________

Parte 2: Dados pessoais.

1. Nome: ______________________
2. Idade (em meses completos):
3. Sexo: Masculino||Feminino

4 . ordem de nascimento da criança:

5. Peso à nascença:Kgs

6. idade da mãe:

7 . idade de casamento da mãe:

8. local do parto: Hospital público Hospital privado Entrega ao domicílio

9) Se estiver no hospital: foi informado sobre a vacinação de rotina: Sim Não

10. se no domicílio assistido por: Profissional Pessoal treinado

Pessoal sem formação

11. sem filhos em casa: ≤2 >2

Especificar

Parte 3: Dados pormenorizados sobre a imunização

1 . local de imunização: Hospital público Hospital privado

2 . disponibilidade do cartão de vacinação: Sim Não

3. distância entre o local de vacinação e o domicílio: < 2km > 2km

	Immunization card (yes=1,no=2)	Yes/No	Time (in months)
1	BCG Taken (yes=1,no=2, Don't know=3)		
2	BCG Scar Taken (yes=1,no=2, Don't know=3)		
3	OPV 0 Taken (yes=1,no=2, Don't know=3)		
4	DPT 1 Taken (yes=1,no=2, Don't know=3)		
5	DPT 2 Taken yes=1,no=2 , Don't know=3		
6	DPT 3 Taken yes=1,no=2 , Don't know=3		
7	OPV 1 Taken yes=1,no=2 , Don't know=3		
8	OPV 2 Taken yes=1,no=2 , Don't know=3		
9	OPV 3 Taken yes=1,no=2 , Don't know=3		
10	HEP B1 Taken yes=1,no=2 , Don't know=3		
12	HEP B3 Taken yes=1,no=2 , Don't know=3		
13	Measles Taken yes=1,no=2 , Don't know=3		
14	Vitamin A Taken yes=1,no=2 , Don't know=3		
15	Primary Immunization status: Fully immunized-1, Partially immunized-2, not immunized-3.		
16	Pulse polio dosed received (yes/no)		
16.1	Yes then how many?		

4. Motivo para não receber a vacina:

a) Doença infantil:

b) Desconhecimento da necessidade de imunização:

c) Falta de tempo ou ocupação de outras tarefas:

d) Ausente de casa na altura do calendário de vacinação:

5. Conhecimento e atitude da mãe em relação à imunização:

a) A imunização é benéfica: Sim Não

b) Conhecimento de que a vacinação deve ser efectuada antes dos 12 meses de idade

SimNão

Parte 4: Exame de saúde

1. alguma queixa atual? Sim Não

Em caso afirmativo, especificar: ________

2) O seu filho está atualmente a receber algum tratamento médico? Sim Não

3) A criança teve algum dos seguintes sintomas ou outra doença? (No último mês)

Fever		Earache/Discharge		Stomach pain		Toothache	
Throat pain		Cough		Loose motion		Headache	
Common cold		Trouble breathing		Worms in Stool		Skin rash	

4. O seu filho tem alguma das seguintes doenças? (Presente/passado) Tuberculose

Asma Doença cardíaca Epilepsia (convulsões) | I Alergia

Exame geral:

1. **Aspeto**: Aspeto saudável Aspeto III

2. **Antropometria**: Altura (cm) Peso (kg) IMC Grau de desnutrição **MUAC||Cm** Malnutrição:Sim Não||MalnutriçãoGrau

3. **Cabelo**: DespigmentaçãoBrilhante sem brilho Fino e esparso Piolhos

4. **Pele**: Escabiose Tineasis Hipopigmentação Eczema Erupção cutânea Xerose da pele Patechea |Contusões subcutâneasEquimoses

5. **Olho**: Conjuntiva: Normal Palidez Descarga congestionada

   Mancha de Bitot | Squint | Visão normal Visão defeituosa

   Xerose conjuntival xerosiscorneal

6. **Rosto**: Normal Hipo pigmentação Inchaço Naso-labial

Dissebscea

7. **Orelha**: NormalDescarga Cera Aumento da glândula parótida

8. **Nariz**: NormalCongestão das mucosas Corrimento nasal

   Desvio do septo nasal

9. **Cavidade oral**: Amígdalas normaisAmígdalas congestionadas/alargadas Faringite

   Angularstomatite Glossite Dentígera Piorreia Gengivite Quilose Língua crua | Gengivas

   inchadas, esponjosas e hemorrágicas

10. **Leito da unha**: Platynychia Koilonychia

11. **Nódulo linfático**: Palpável Não palpável

(Especificar qual) ________________

12. **Edema**: Pedal generalizado

Exame sistémico:

13. **Sistema respiratório**: Ritmo Som da respiração: Normal Som anormal
14. **Cardiovascular**: Sons cardíacos - Murmúrio normal
15. **Gastrointestinal**: Hepatomegalia Esplenomegalia
16. **Sistema nervoso central**: Problemas de marcha Perda sensorial Fraqueza motora
17. **Músculo-esquelético**:Escoliose Cifose Pé boto Epifisário

    Alargamento (pulso) Pernas arqueadas Joelhos batidos
18. **Diagnóstico Provisório/Comentários**:

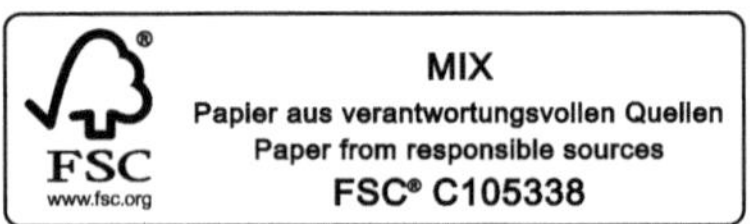

Printed by Books on Demand GmbH, Norderstedt / Germany